W0255526

Neurologische Schemata für die ärztliche Praxis

Von

Edward Flatau

Textband

Mit 10 Abbildungen

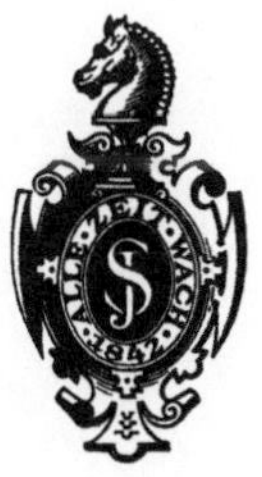

Springer-Verlag Berlin Heidelberg GmbH

1915

Ursprünglich erschienen bei Julius Springer in Berlin 1915

ISBN 978-3-662-23241-5 ISBN 978-3-662-25261-1 (eBook)
DOI 10.1007/978-3-662-25261-1

Vorwort.

Bei der Untersuchung von Nervenkranken empfindet man oft das Bedürfnis, einige wichtigere neurologische Schemata in der Hand zu haben, die teils zum Eintragen von Befunden, teils aber zu einer raschen Orientierung in manchen schwierigen Gebieten der Anatomie und Physiologie des Nervensystems dienen sollen. Es ist ja heutzutage nicht möglich, die vielfachen und detaillierten Tatsachen auf diesem Gebiete mnemotechnisch zu beherrschen, um nur beispielsweise auf die Lokalisation einzelner Muskeln im Rückenmarke hinzuweisen und doch ist eine exakte Orientierung in diesen Fragen von einer eminenten Bedeutung nicht nur bei der Diagnosenstellung, sondern auch für die chirurgische Indikationsstellung.

Um diesem Bedürfnis zu genügen, habe ich mich entschlossen, eine Sammlung von neurologischen Schematen herauszugeben, die der Hauptsache nach in den von mir bearbeiteten Kapiteln des Lewandowskyschen Handbuches der Neurologie angebracht wurden, z. T. aber darin nicht enthalten sind. Bei der Auswahl der Schemata habe ich mich an das praktische Ziel der klinischen Untersuchung gehalten, dabei hauptsächlich diejenigen Gebiete berücksichtigt, die am häufigsten in Frage kommen.

Das Hauptheft dieser Sammlung enthält den nötigen Text und alle Schemata je einmal. Die Mappe enthält die in der Praxis gebräuchlichen Schemata und zwar a) je 20 Schemata der peripheren Nerven, b) je 20 Schemata der sensiblen Rückenmarksegmente und c) je 20 Schemata der elektrischen Reizpunkte. In diesen letzteren Schemata läßt sich der elektrische Befund direkt eintragen und so können die entsprechenden Verhältnisse viel anschaulicher illustriert werden, als es sonst bei der Aufstellung der langen Tabellen geschieht.

Warschau, im Juli 1914.

E. Flatau.

Inhaltsverzeichnis.

Peripherisches Nervensystem

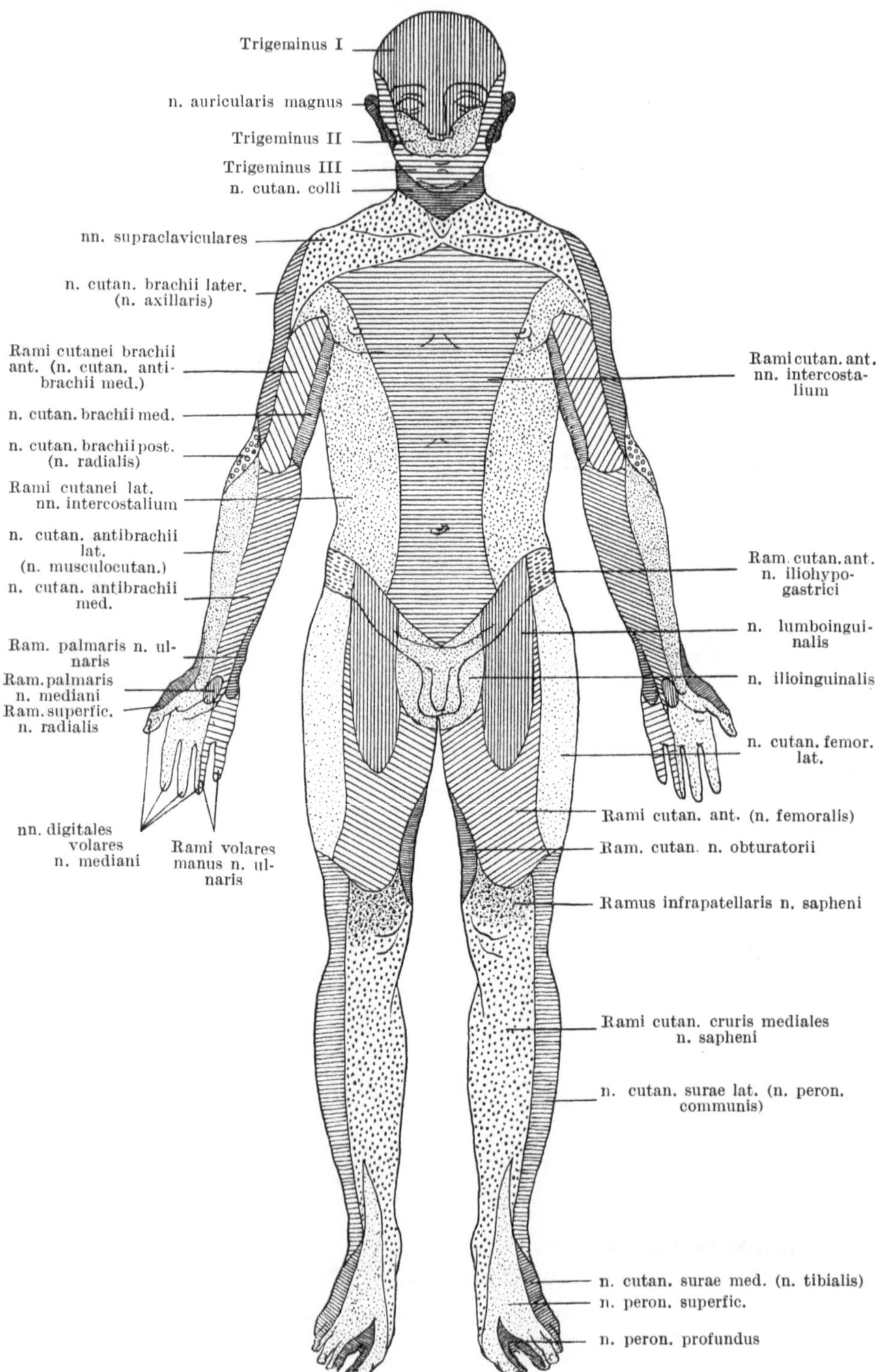

Abb. 1. Hautgebiete peripherischer Nerven.

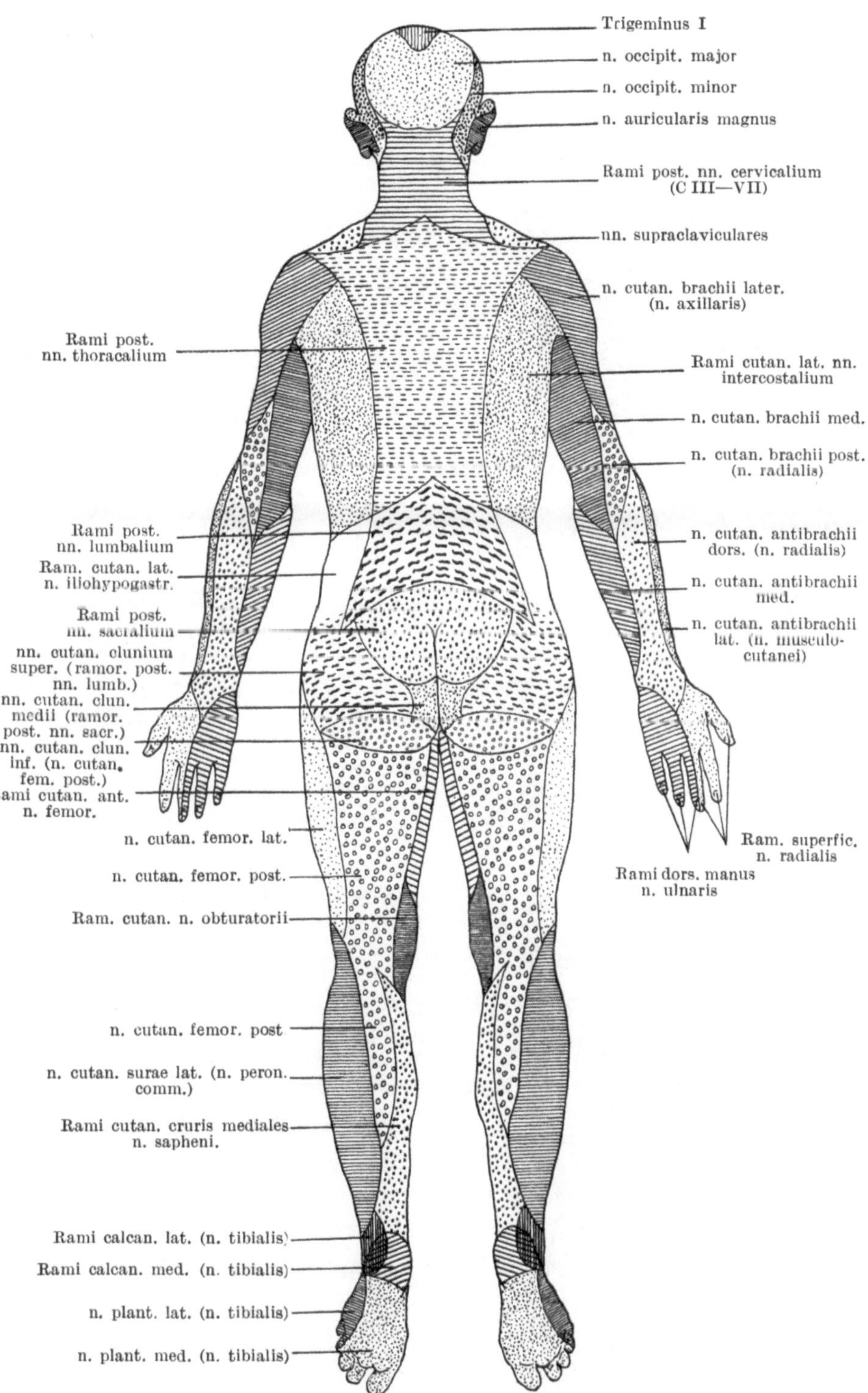

Abb. 2. Hautgebiete peripherischer Nerven.

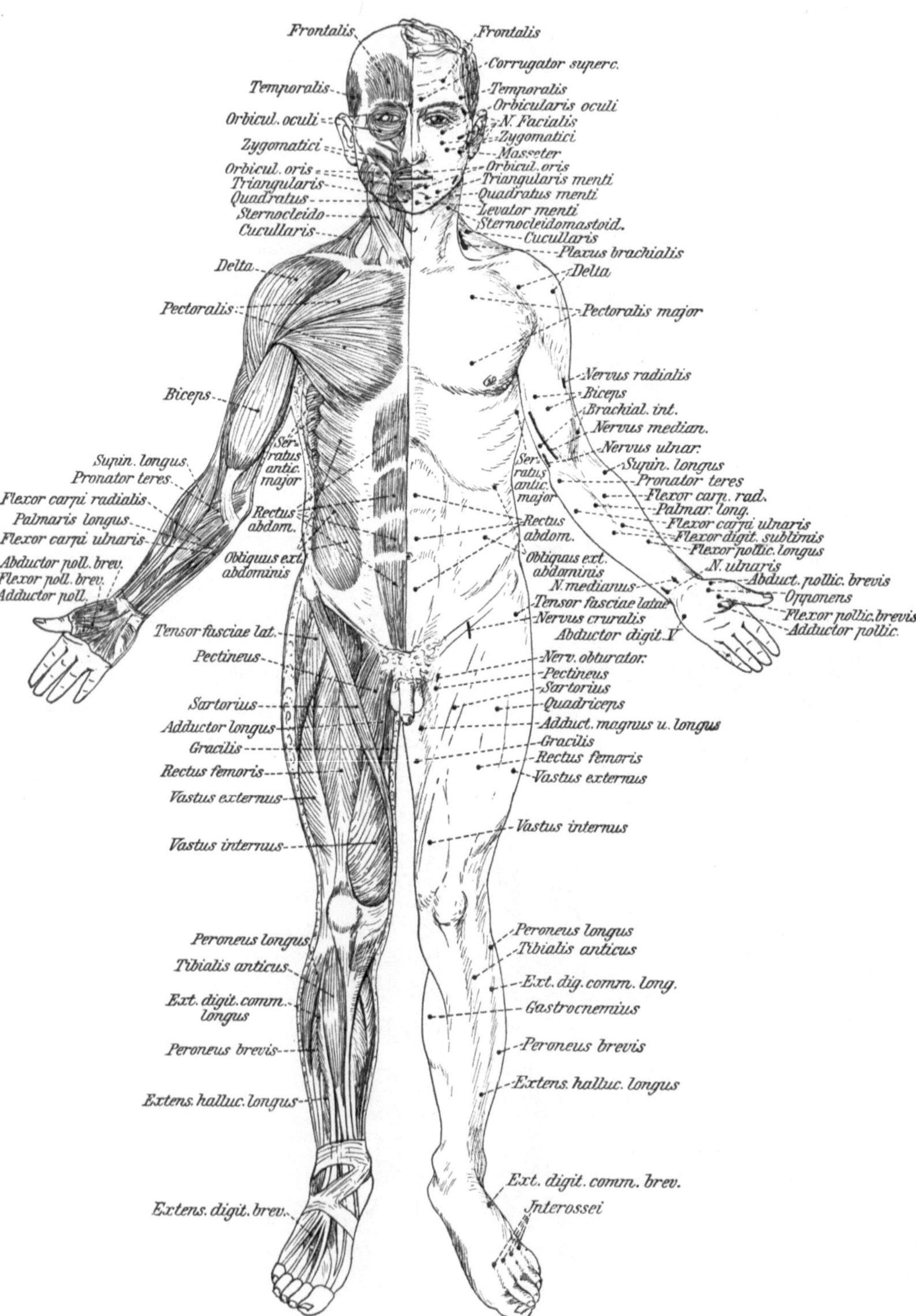

Abb. 3.

Die elektrischen Reizpunkte der

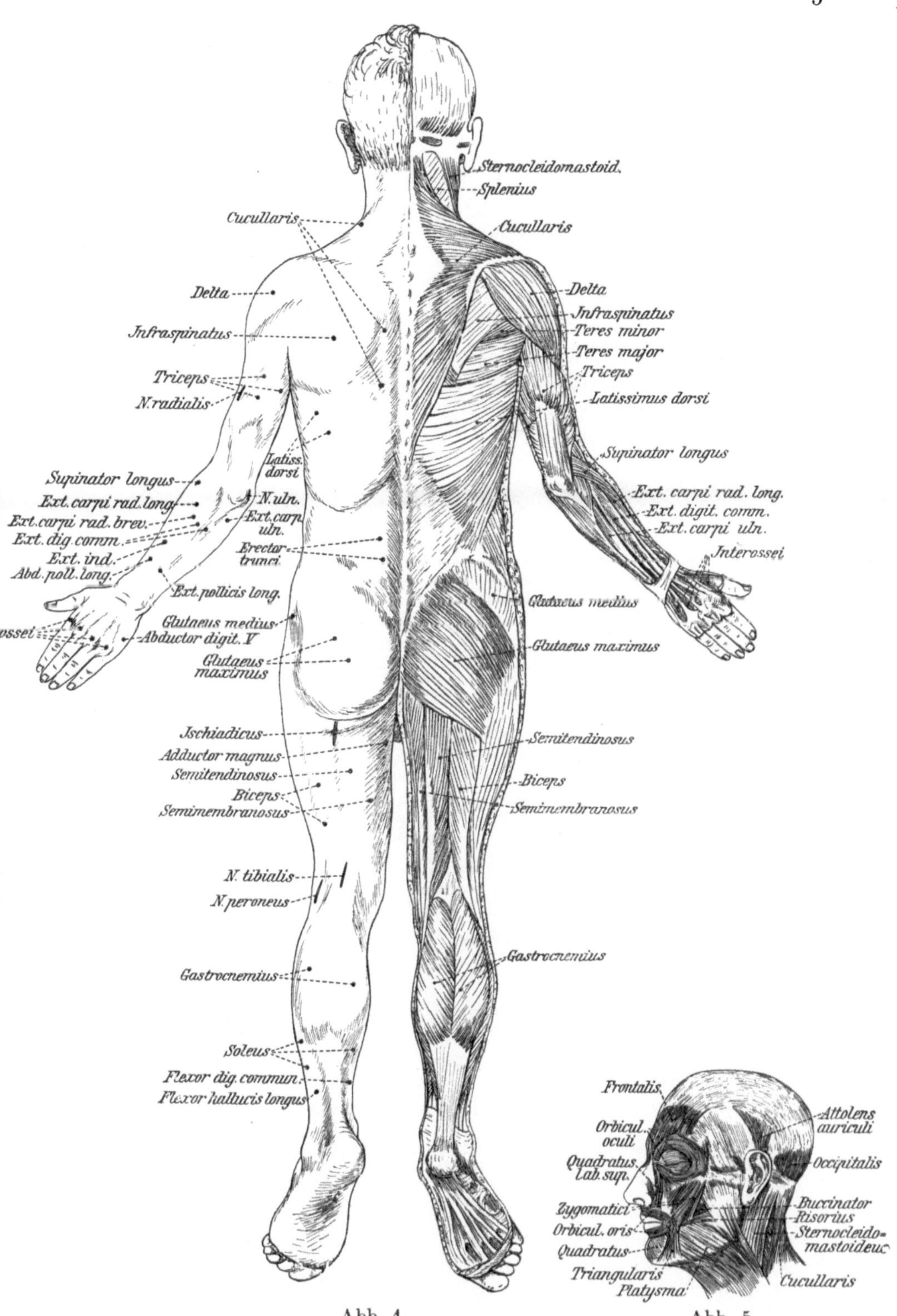

Abb. 4. Abb. 5.

-keln und Nerven (nach Kramer).

Tabelle der Innervationsgebiete der Kopf- und Rückenmarksnerven in der Haut, den Schleimhäuten und den Muskeln, nebst Angabe der Funktion der Muskeln und der Lähmungserscheinungen[1]).

	Innervationsgebiet der Haut und der Schleimhäute	Innervationsgebiet der Muskeln	Funktion der Muskeln	Lähmung der Muskeln
I. Kopf-(Hirn) nerven: **n. oculomotorius**		m. levator palpebrae superioris	Hebung des oberen Lides, Offenhaltung des Auges	Herabsinken des oberen Lides (Ptosis)
		m. rectus internus	Direkte Führung des Bulbus nach innen	Strabismus divergens; gekreuzte Diplopie
		m. rectus superior	Führung des Bulbus nach oben und innen, gleichzeitig Drehung, so daß die vertikale Achse mit ihrem oberen Ende nach innen geneigt wird	Strabismus deorsum vergens und leicht divergens; vertikale und leicht gekreuzte Diplopie
		m. rectus inferior	Führung des Bulbus nach unten und ein wenig nach innen	Strabismus sursum vergens und leicht divergens; vertikale und leicht gekreuzte Diplopie
		m. obliquus inferior	Führung des Bulbus nach oben und außen	Strabismus deorsum vergens und leicht convergens; vertikale und leicht homonyme Diplopie
		m. sphincter pupillae	Verengerung der Pupille	Erweiterung der Pupille, Lichtstarre
		m. ciliaris	Akkommodation	Lähmung der Akkommodation
n. trochlearis		m. obliquus superior	Führung des Bulbus nach unten und außen; gleichzeitig Drehung, so daß das obere Ende der vertikalen Achse nach außen gedreht wird	Strabismus sursum vergens und leicht convergens; vertikale und leicht homonyme Diplopie

[1]) Bei der Aufstellung dieser Tabelle wurden hauptsächlich die Angaben von Oppenheim und Rauber-Kopsch berücksichtigt.

	Innervationsgebiet der Haut und der Schleimhäute	Innervationsgebiet der Muskeln	Funktion der Muskeln	Lähmung der Muskeln
n. trigeminus	Der I. Ast (n. ophthalmicus) innerviert die Haut des Kopfes von der Augenlidspalte bis zum Scheitel dann die Conjunctiva, Cornea, Iris			
	Der II. Ast (n. maxillaris) versorgt die Haut des Gesichts zwischen Lid- und Mundspalte, die Schleimhäute des Oberkiefers, den ductus naso-lacrymalis, einen Teil der Nasenschleimhaut, des Gaumens bis zum arcus palatopharyngeus, des mittleren Ohres, der Highmorshöhle			
	Der III. Ast (n. mandibularis) versorgt die Haut des Unterkiefers, des äußeren Ohres und der Schläfe, die Schleimhaut der Zunge, des Unterkiefers und der Wange, der Unterlippe	(Aus dem III. Ast:) m. masseter m. temporalis	Kieferschluß	Keine Kontraktion beim Kieferschluß, Kaustörung. Bei einseitiger Lähmung kann der Kiefer nur nach der kranken Seite bewegt werden
		m pterygoideus	Seitwärtsbewegung des unteren Kiefers	
		m. tensor tympani		Keine Ausfallsymptome
		m. tensor veli palatini	Dilatator tubae	Ungenügende Öffnung oder Verschluß der Tube, somit erschwerter Luftzutritt in die Paukenhöhle und Gehörstörung
		m. mylohyoideus m. biventer (vorderer Teil).	Heben des Zungenbeins oder Ziehen des Unterkiefers abwärts.	Keine deutlichen Symptome (nur der Mundboden etwas schlaffer)

n. facialis		Sämtliche Muskeln des Schädeldaches, des äußeren Ohres und des Gesichts (mit Ausnahme der Kaumuskeln), und zwar: Die Gesichtsäste sind: Rami temporales: m. auricularis superior m. auricularis anterior m. helicis minor m. tragicus m. frontalis m. orbicularis oculi (oberer Teil) m. corrugator supercilii Rami zygomatici: m. orbicularis oculi (lateraler Teil) m. zygomaticus Rami buccales: m. quadratus labii super. m. caninus alle Muskeln der Nase m. buccinator m. orbicularis oris Ramus marginalis mandibulae: m. risorius m. triangularis m. quadratus labii infer. m. mentalis Ramus colli: m. platysma myoides Außerdem: m. stapedius m. stylohyoideus m. biventer (hinterer Abschnitt) m. levator veli palatini (?) m. uvulae (?) Muskeln des äußeren Ohres	Entsprechende Bewegung der mimischen Gesichtsmuskeln, des Schließmuskels des Auges, der Nasenmuskeln, der Muskeln der Lippen, der Wange und der Stirnhaut, der Muskeln der Ohrmuschel, des m. buccinator, eines Teils der vorderen Halsmuskeln und des m. stapedius	Die Lähmung befällt fast immer alle Gesichtsmuskeln. Es entsteht dabei: Gesichtsasymmetrie, Ausglättung der Stirnfalten auf der gelähmten Seite, Lagophthalmus mit Augentränen, Abweichen der Nase nach der gesunden Seite, Verstrichensein der Nasolabialfalte auf der gelähmten Seite, Verziehen des Mundes nach der gesunden Seite, Tieferstehen des Mundwinkels auf der kranken Seite (alle diese Störungen werden bei aktiven Bewegungen noch deutlicher) Beim Betroffenwerden des m. stapedius — abnorme Feinhörigkeit und Empfindlichkeit gegen tiefe Töne (Hyperakusis)

	Innervationsgebiet der Haut und der Schleimhäute	Innervationsgebiet der Muskeln	Funktion der Muskeln	Lähmung der Muskeln
n. glosso-pharyngeus	Schleimhaut der Paukenhöhle, der Zellen des proc. mastoideus und der Tuba Eustachii Schleimhaut der Mandel, der Gaumenhöhle und der hinteren Abschnitte der Zunge	Pharynxmuskulatur (zusammen mit Vagus) m. stylopharyngeus	Beteiligung am Schlingakt	Schlingbeschwerden (und erloschene Reflexerregbarkeit von der Rachenschleimhaut aus)
n. vagus	Hintere Fläche der Ohrmuschel und hintere untere Wand des äußeren Gehörganges (ramus auricularis) Rachenschleimhaut (plexus pharyngeus) Schleimhaut der Epiglottis (ramus internus des n. laryng. sup.) Schleimhaut des Kehlkopfes bis zur Stimmritze (rami inferiores des n. laryng. sup.) und unterhalb derselben (ramus posterior n. recurrentis). Schleimhaut des Ösophagus (rami oesophagei)	Muskeln des Pharynx, Larynx, Ösophagus und des Magens, und zwar: Pharynxmuskulatur (plexus pharyngeus) m. tensor veli palatini (n. pharyng. sup.) m. uvulae (n. pharyng. sup.). m. constrictor pharyngis inferior et m. crico-thyreoideus (ram. externus des n. laryng. sup.) m. cricoarytaenoideus lateralis, m. thyreoarytaenoideus, m. vocalis, mm. thyreoepiglotticus und aryepiglotticus (ramus anterior n. recurrentis) m. cricoarytaenoideus posterior, m. arytaenoideus (ramus posterior n. recurrentis) Muskulatur des Ösophagus (rami oesophagei) Magenmuskulatur (rami gastrici) Ferner: glatte Muskulatur der Bronchien (rami pulmo-	m. levator palati hebt das Gaumensegel mm. glossostaphalinus und pharyngopalatinus schließen die Nasenhöhle gegen den Pharynx ab m. pharyngopalatinus zieht das Gaumensegel nach abwärts. m. tensor veli palatini = dilatator tubae Eustachii m. azygos uvulae verkürzt das Zäpfchen und zieht es nach hinten m. cricothyreoideus zieht den Schildknorpel nach vorn und unten und spannt dadurch die Stimmfalten m. cricoarytaenoideus lateralis zieht den proc. muscularis des Aryknorpels nach vorn und verengt dadurch die Stimmritze m. vocalis und thyreoarytaenoideus verengern die Stimmritze und erschlaffen die Stimmfalten mm. thyreoepiglottici heben den Kehldeckel (= dilatatores vestibuli laryngis)	Bei Lähmung des m. levator palati – steht das entsprechende Gaumensegel tiefer und der Bogen ist flacher; bei doppelseitiger Lähmung — hängt das Gaumensegel schlaff herab und wird beim Phonieren nicht gehoben, dabei — näselnde Stimme und Zurückfließen durch die Nase. Bei Lähmung des m. tensor veli palatini — ungenügende Öffnung oder Verschluß der Tuba (Gehörstörung) Bei einseitiger Lähmung (des m. azygos uvulae) — Zäpfchen nach der gesunden Seite gewendet; bei doppelseitiger Lähmung — geringe Störung des Sprechens (Näseln) und des Schluckens, auch Zurücktreten der Flüssigkeit durch die Nase. Bei Lähmung der m. m. thyreoarytaenoidei interni entsteht Heiserkeit. Beim Phonieren — ovalärer Spalt zwischen den Stimmbändern, welche sehr schlaff bleiben Bei Lähmung der m. m. ary-

		nales), z. B. Darmmuskulatur, das Herz (Hemmungsfasern)	mm. aryepiglottici ziehen den Kehldeckel herab m. cricoarytaenoideus posterior zieht den proc. muscularis des Aryknorpels nach hinten und erweitert dadurch die Stimmritze	taenoidei — Schließung der Stimmritze nur im vorderen Abschnitt Bei Lähmung der m. m. cricoarytaenoidei postici (Posticuslähmung) — entsteht inspiratorische Dyspnoe. Bei einseitiger Lähmung — geräuschvolle Inspiration (stridor inspiratorius), wobei die Stimmritze sich nicht erweitert, sogar die Stimmbänder sich einander noch mehr nähern. Bei Lähmung der m. m. cricothyreodei — rauhe Stimme, erschwerte hohe Töne. Bei einseitiger Rekurrenslähmung — bleibt das homolaterale Stimmband in Kadaverstellung (Mittelstellung zwischen Ab- und Adduktion) und nähert sich beim Phonieren nicht der Mittellinie. Bei Inspiration — Stillstand des gelähmten Stimmbandes (nur Abduktion des geraden Stimmbandes) Bei doppelseitiger Rekurrenslähmung — Kadaverstellung beider Stimmbänder (bei Phonation und Respiration) Aphonie und inspiratorische Dyspnoe [1])
n. accessorius Willisii		m. sternocleidomastoideus	Bei aufrechter Haltung und doppelseitiger Tätigkeit — Hebung des Kopfes. Bei einseitiger Tätigkeit — Rotation und seitliche Neigung. Bei fixiertem Kopf — Inspirationsmuskel	Bei einseitiger Lähmung des m. sternocleidomastoideus keine abnorme Haltung des Kopfes, allmählich aber Haltung im Sinne des kontralateralen Muskels bis zur Kontraktur des letzteren. Bei doppelseitiger Läh-

[1]) Die anderen Störungen seitens des n. vagus werden hier nicht berücksichtigt.

	Innervationsgebiet der Haut und der Schleimhäute	Innervationsgebiet der Muskeln	Funktion der Muskeln	Lähmung der Muskeln
n. accessorius Willisii				mung — kann der nach hinten geneigte Kopf nur unter Anstrengung nach vorn gebracht werden
		m. trapezius	Hebung des Schulterblattes und des akromialen Teils des Schlüsselbeins, Adduktion des inneren Scapularandes Die oberste Portion bewegt den Kopf nach hinten und etwas nach entgegengesetzter Seite. Die mittlere Portion — eigentlicher Heber des Schulterblattes. Die unterste Portion bewegt das Schulterblatt nach der Mittellinie und zieht es an die Wirbelsäule heran	Bei Lähmung der obersten (Clavicular)-Portion des m. trapezius — bleibt die Schulter bei Atmung unbeweglich, auf die Bewegung des Kopfes nach hinten bleibt der Ausfall dieser Portion ohne wesentliche Bedeutung Bei Lähmung der mittleren Portion — Senkung des Akromions, welches tiefer steht, als der innere obere Scapulawinkel, Annäherung des unteren Winkels an die Wirbelsäule; die Schulter wird dabei nach vorn und unten gesenkt und kann nicht gut gehoben werden. (Schaukelstellung der Schulter) Bei Lähmung der unteren Portion — wird der innere Rand der Scapula weit von der Mittellinie entfernt, das Schlüsselbein springt hervor
n. hypoglossus		m. genioglossus	Hauptsächlicher Strecker der Zunge nach vorn (bei einseitiger Wirkung — zieht die Zunge schief nach der anderen Seite)	Die hervorgestreckte Zunge weicht nach der gelähmten Seite ab
		m. hyloglossus m. hyoglossus mm. longitudinalis linguae sup. et inf.	Rückwärtszieher der Zunge	Bei einseitiger Lähmung der Zunge weicht dieselbe, soweit sie in der Mundhöhle bleibt, nach der gesunden Seite ab. Bei

		m. transversus linguae m. verticalis linguae		Herausstreckung — die Zunge weicht nach der gelähmten Seite ab (Ausfall des m. genioglossus). Bei doppelseitiger Lähmung — liegt die Zunge unbeweglich am Boden der Mundhöhle
II. Spinale (Rückenmarksnerven): **Plexus cervicalis** (C_I—C_{IV}): **Hautäste:** **n. occipitalis major**	Hinterhaupt			
n. occipitalis minor	Hinterhaupt inkl. lateralem Teil des Hinterhauptes und oberem Pol der Ohrmuschel			
n. auricularis magnus	Hintere Haut der Ohrmuschel, die hinter dem Ohr gelegene Haut, regio parotideo-masseterica, Ohrläppchen und konkave Fläche der Ohrmuschel			
n. cutaneus colli	Haut der regio supra- et infrahyoidea			
nn. supraclaviculares	Haut der oberen Brustgegend, des vorderen Teils der Deltoideus- und der Akromialgegend			
Muskeläste: **n. suboccipitalis**		m. rectus capitis posterior major et minor	Kopf im Atlanto — Occipitalgelenk nach hinten	

	Innervationsgebiet der Haut und der Schleimhäute	Innervationsgebiet der Muskeln	Funktion der Muskeln	Lähmung der Muskeln
n. suboccipitalis		m. obliquus capitis sup et inf.	Dreher des Kopfes	
Segmentale Zweige des plexus cervicalis		m. longus colli	Beuger des Halses	
		m. longus capitis		
		m. rectus capitis anterior	Beuger nach vorn bei doppelseitiger Funktion, bei einseitiger — Neigung des Kopfes zur Seite	
		m. rectus capitis lateralis	Neigung des Kopfes zur Seite	
		mm. intertransversarii	Die medialen — strecken die Wirbelsäule, die lateralen — beugen dieselbe seitwärts	
		m. scalenus ant. et medius	Heben der Rippen oder — bei Feststellung der Rippen — Beugen und Drehen der Halswirbelsäule	
		m. levator scapulae	Zieht den oberen, inneren Winkel der Skapula nach oben	Keine wesentliche Störung. Bei — Lähmung dieses Muskels und Parese der Rhomboidei kann der innere obere Skapulawinkel tiefer stehen und weiter von der Wirbelsäule abgerückt werden
Rami posteriores der Halsnerven	Nacken	m. splenius	Zieht den Kopf nach hinten und dreht ihn nach der hemilateralen Seite	
		m. longissimus cervicis et capitis	Retroflexion des Kopfes und des Halses (bei einseitiger Wirkung seitliches Drehen)	
		m. iliocostalis cervicis		

n. cervicalis descendens inferior		m. sternohyoideus	Herabziehen des Zungenbeins	
		m. sternothyreoideus	Zieht den Schildknorpel nach abwärts	
		m. thyreohyoideus	Zieht das Zungenbein abwärts oder den Schildknorpel aufwärts	
		m. geniohyoideus	Zieht das Zungenbein vorwärts	
		m. omohyoideus	Zieht das Zungenbein abwärts und spannt die Halsfascie	
Ramus sternocleidomastoideus (Verbindungsast mit n. accessorius)		m. sterno-cleido mastoideus	s. bei n. accessorius	s. bei n. accessorius
Ramus trapezius (Verbindungsast mit n. accessorius)		m. trapezius	s. bei n. accessorius	s. bei n. accessorius
n. phrenicus		Diaphragma	Wichtigster Inspirationsmuskel (Zwerchfellatmung), besonders für die Seitenteile des Diaphragmas. Die letzteren flachen sich bei der Inspiration stark ab, dadurch wird der Brustraum vergrößert und die Luft dringt in die Lunge hinein. Bei der Exspiration drücken die Baucheingeweide das schlaffe Zwerchfell aufwärts	Bei beiderseitiger Phrenicuslähmung — kontrahiert sich das Zwerchfell nicht mehr bei Inspiration und es fehlt die inspiratorische Vorwölbung des Epigastriums. Bei der Exspiration wird dagegen die Epigastralgegend hervorgewölbt. Ferner leicht eintretende (bei jeder aktiv. Bewegung) Dyspnoe. Bei einseitiger Phrenicuslähmung — geringe Funktionsstörung (einseitiges Fehlen des Littenschen Zwerchfellphänomens; elektrische Exploration!)

	Innervationsgebiet der Haut und der Schleimhäute	Innervationsgebiet der Muskeln	Funktion der Muskeln	Lähmung der Muskeln
Plexus brachialis (C_V—D_I): **Rami posteriores** (der entsprechenden C_{V-VIII} Hals- und des D_I-Dorsalnerv.)	Haut am Nacken neben der Wirbelsäule und seitwärts davon			
Nerven des plexus brachialis für den Stamm		Untere Segmente der mm. scaleni anterior und medius, des longus colli und scalenus medius		
nn. thoracales posteriores		mm. rhomboidei (aus dem n. dorsalis scapulae)	Heben die Scapula nach oben und innen, nähern den unteren Winkel der Mittellinie	Entfernung des unteren Scapulawinkels etwas von der Wirbelsäule, wobei der innere Rand etwas von der Brustwand abgehoben wird
		m. serratus anterior (aus dem n. thoracalis longus)	Dreht die Scapula um die Sagittalachse, wobei der untere Winkel nach außen gebracht und das Akromion gehoben wird, außerdem Fixierung der Scapula am Thorax	Die Scapula steht in der Ruhe höher und ist der Wirbelsäule genähert, wobei der innere Rand schräg von unten innen nach oben außen verläuft und der untere Winkel sich etwas vom Thorax abhebt. Bei Abduktion des Armes bis zur Horizontalen rückt die Scapula noch näher an die Wirbelsäule und der innere Rand hebt sich vom Thorax ab. Der Arm kann nicht über die Horizontale gehoben werden. Beim Ausstrecken des Armes nach vorn hebt sich das Schulterblatt, besonders dessen innerer Rand, flügelförmig vom Thorax ab

		n. levator scapulae (aus dem n. dorsalis scapulae)	Zieht den inneren oberen Schulterblattwinkel nach oben	Kann ohne Störung verlaufen
nn. thoracales anteriores		mm. pectoralis major	Zieht den Arm an die Brustwand heran. (Die klavikuläre Portion führt den erhobenen Arm bis zur horizontalen herab und von da nach innen. Die sternale Portion senkt den erhobenen Arm herab und zieht bei herabhängendem Arm das Akromion nach vorn und unten)	Die Adduktion des Armes wird mit geringerer Kraft ausgeführt. (Die Funktion wird durch den Deltoideus, teres major, Rhomboidei ersetzt.)
		m. pectoralis minor	Adduktion der Scapula, auch Hebung der Rippen	
n. subclavius		m. subclavius	Zieht das Schlüsselbein median- und abwärts	
n. suprascapularis		m. supraspinatus	Hilft den Humerus heben	
		m. infraspinatus	Rollt den Humerus nach auswärts	Lähmung des m. infraspinatus beeinträchtigt das Schreiben
nn. subscapulares		m. subscapularis	Dreht den Arm nach innen	Störung der Innenrotation des Armes
		m. teres major	Adduziert den Arm an den Rumpf bei fixierter Scapula, zieht dagegen bei herabhängendem, fixiertem Arm die Scapula nach außen und dreht sie so, daß das Akromion gehoben wird	Keine wesentliche Störung
		m. latissimus dorsi	Zieht den erhobenen Arm nach hinten-unten, den herabhängenden nach innen-hinten; neigt bei einseitiger Funktion den Rumpf zur Seite (bei doppelseitiger Wirkung Streckung des Rumpfes)	

	Innervationsgebiet der Haut und der Schleimhäute	Innervationsgebiet der Muskeln	Funktion der Muskeln	Lähmung der Muskeln
n. axillaris	Haut über der hinteren-lateralen Deltoideushälfte und der hinteren-lateralen Oberarmfläche (n. cutaneus brachii lateralis)	m. deltoideus	Hebt den Arm nach außen, nach vorn, nach hinten (je nach der Kontraktion des mittleren, vorderen, oder hinteren Bündels). Der Arm wird dabei nicht über die Horizontale gehoben. Eine Vorbedingung für diese Aktion ist das Intaktsein des Cucullaris, welcher die Scapula fixiert. Bei Lähmung des letzteren verliert der Deltoideus seinen Halt am Akromion und zieht dieses herab, statt den Arm zu erheben	Der Arm kann nicht abduziert und nicht nach vorn und nach hinten gehoben werden. Dagegen kann der Arm ein wenig nach vorn und außen gehoben werden (m. supraspinatus). (Manchmal kann jedoch, trotz kompletter Deltoideuslähmung, die Abduktion des Armes zustande kommen, dank der kompensatorischen Wirkung der mm. serratus ant., cucullaris, pectoralis major, supra- und infraspinatus)
		m. teres minor.	Auswärtsroller	
n. musculocutaneus	Radialseite des Vorderarms bis zur Gegend des Handgelenkes und des Daumenballens (n. cutaneus antibrachii lateralis)	m. coracobrachialis	Adduktion und Hebung des Oberarms	
		m. biceps brachii	Beugung und gleichzeitige Supination des Unterarms	Bei ausschließlicher Lähmung des m. biceps kann der Unterarm noch kräftig flektiert werden, es tritt aber leicht Ermüdung ein und es entstehen Schmerzen in der Schulter. Bei Lähmung aller Beuger des Unterarms (biceps, brachialis, supinator longus) — kann nur eine schwache Beugung ausgeführt werden (Flexoren der Hand und Finger und pronator teres)
		m. brachialis internus	Beugung des Unterarms	
n. medianus	Volare Fläche des I., II., III. und der Radialseite des IV. Fingers und entsprechender Teil der vola manus (nn. digitales volares)	m. flexor carpi radialis	Beugung und schwache Pronation der Hand	
		m. palmaris longus	Beugung der Hand	

n. medianus		m. flexor digitorum sublimis	Beugung der II. Fingerphalangen	Die II. Phalanx kann durch das Übergewicht des Interossei allmählich überstreckt und sogar subluxiert werden
		m. flexor digitorum profundus (radialer Teil)	Beugung der III. resp. auch der II. Phalangen	
		m. flexor pollicis longus	Beugung der II. Phalanx des Daumens	Keine Beugung der II. Phalanx des Daumens (Störung beim Schreiben)
		m. pronator teres	Beugung und Pronation des Vorderarms	
		m. abductor pollicis brevis	Abduktion des Daumens	Bei Lähmung aller Muskeln des Thenar entsteht die sog. Affenhand, indem der I. Metacarpus in die gleiche Ebene mit den übrigen Metacarpi gebracht wird (durch den extensor pollicis longus). Bei Lähmung des abductor brevis und opponens ist noch eine geringe Opposition möglich, aber die Beugung des I. Metacarpus ist eine so unvollkommene, daß der Daumen die Spitzen der übrigen Finger nur dann berühren kann, wenn diese gebeugt gehalten werden
		m. opponens pollicis	Führt den I. Metacarpus nach vorn und innen (zur völligen Opposition ist die Mitwirkung des abductor brevis und der äußeren Portion des flexor brevis erforderlich)	
		m. flexor pollicis brevis (der oberflächliche Kopf)	Beugt die Grundphalanx des Daumens	
		m. pronator quadratus	Pronation der Hand	
		mm. lumbricales I und II	Beugung der Grundphalanx und Streckung der Mittel- und Nagelphalanx des II. und III. Fingers	
n. ulnaris	Unteres Drittel des Vorderarmes (Volarseite, und Kleinfingerballen (ramus cutaneus pulmaris) Dorsale Fläche der V., IV. und der Ulnarseite des III. Fingers und der entsprechen-	M. flexor carpi ulnari	Beugt hauptsächlich den ulnaren Teil der Hand und supiniert die letztere, dabei wird der V. Metakarpalknochen gegen den Carpus gebeugt	
		m. flexor digitorum profundus (beide ulnare Köpfe)	s. oben (bei n. medianus)	

	Innervationsgebiet der Haut und der Schleimhäute	Innervationsgebiet der Muskeln	Funktion der Muskeln	Lähmung der Muskeln
n. ulnaris	die Hälfte der Hand (ramus dorsalis manus). Volare Fläche des V., der Ulnarseite des IV. Fingers und des entsprechenden Abschnittes der vola manus (ramus volaris manus)	mm. interossei	Adduktion und Spreizung der Finger, Beugung der Basalphalangen und Streckung der Mittel- und Nagelphalangen	Störung entsprechender Fingeraktion. Es entsteht bei völliger Lähmung die sog. Krallenhand — main en griffe —, indem die ersten Phalangen in extreme Streckstellung, während die Mittel- und Nagelphalangen in Beugestellung geraten. Bei unvollständiger Lähmung leidet zunächst die Lateralbewegung, besonders die Adduktion. Bei Lähmung der mm. interossei und lumbricales kann noch eine geringe Streckung der II. und III. Phalangen stattfinden (m. extensor digitorum comm.), besonders wenn die Grundphalangen gebeugt gehalten werden
		m. adductor pollicis	Adduziert den Daumen	Der I. Metacarpus steht weiter als normal vom II. ab und kann ihm in der Beugestellung nicht genähert werden (Störungen beim Festhalten der Gegenstände mit dem Daumen)
		m. flexor pollicis brevis (der tiefe Kopf)	(s. oben bei n. medianus)	
		m. palmaris brevis	Spannt die Palmaraponeurose. Bei seiner Kontraktion entstehen am Hypothenar geringe Grübchen	
		m. abductor digiti minimi	Abduktion des kleinen Fingers	
		m. opponens digiti minimi	Opposition des kleinen Fingers	
		m. flexor brevis digiti quinti	Beugung des kleinen Fingers	

n. cutaneus antibrachii medialis	Ulnarer Rand des Vorderarms bis zum Handgelenk, sowohl an der volaren, wie der dorsalen Fläche			
n. cutaneus brachii medialis	Ulnarer Rand des Oberarms, sowohl an der volaren, wie der dorsalen Fläche			
n. radialis	Haut der dorsalen Fläche des Oberarms über dem caput mediale m. tricipitis bis in die Nähe des Ellenbogens (n. cutaneus brachii post.). Haut der Dorsalfläche des unteren Teiles des Oberarmes, sowie die dorsale Fläche des Vorderarmes zwischen dem Gebiete des n. cutaneus antibrachii lateralis (aus dem n. musculocutaneus) und des dorsalen Astes des n. cutaneus antibrachii medialis (n. cutaneus antibrachii dorsalis). Radiale Hälfte des Handrückens und der äußeren 2½ Finger (ramus superficialis n. radialis)	m. triceps	Strecken des Unterarms	Ausbleiben der Streckung des Unterarms, welcher, nur der Schwere folgend, in Streckstellung gerät
		m. anconaeus	Wirkt mit anderen Bündeln des medialen Tricepskopfes als Spanner der Kapseln, welche er vor Einklemmung schützt	
		m. extensor carpi radialis brevis	Strecken der Hand	Bei Lähmung aller Strecker der Hand hängt letztere herab, der Händedruck ist schwach (derselbe wird kräftiger, indem man die Hand passiv in Streckstellung bringt)
		m. supinator	Beugt den Unterarm und bringt dabei den letzteren in eine leicht pronierte Stellung	
		m. extensor carpi ulnaris	Streckt die Hand und führt sie ulnarwärts	
		m. extensor digitorum communis	Streckt die Grundphalangen der II.—V. Finger und entfernt dieselben etwas voneinander (Abduktion vom Mittelfinger). Bei kräftiger Spannung — geringe Streckung der Hand im Handgelenk	Keine Streckung der Grundphalangen der II.—V. Finger
		m. extensor digiti minimi	Streckt den fünften Finger	
		m. abductor pollicis longus	Beugt den ersten Metacarpus nach außen und zugleich nach vorn. Bei maximaler Kontraktion auch Beuger und Pronator der Hand	Bei Lähmung dieser beiden

	Innervationsgebiet der Haut und der Schleimhäute	Innervationsgebiet der Muskeln	Funktion der Muskeln	Lähmung der Muskeln
n. radialis		m. extensor pollicis brevis	Abduziert den Daumen, streckt die erste Phalanx	Muskeln entsteht Adduktion des Daumens, welcher in die Vola manus fällt
		m. extensor pollicis longus	Streckt die beiden Phalangen des Daumens, adduziert den Metacarpus	Bei Lähmung wird eine gleichzeitige Streckung der I. und II. Phalanx unmöglich, der Metacarpus des Daumens ist leicht nach vorn geneigt und die II. Phalanx gegen die I. gebeugt. (Die Streckung der II. Phalanx kann allerdings noch durch den abductor und flexor brevis bewirkt werden, wenn der Metacarpus gebeugt und adduziert und die I. Phalanx gebeugt gehalten wird)
		m. extensor indicis proprius	Streckt die Grundphalanx des zweiten Fingers	
nn. thoracales (D_{I}—D_{XII})	Haut am Rumpf, von der Wirbelsäule beginnend bis in die lateralen Abschnitte, wobei die laterale Grenzlinie vom Akromion beginnt, konkav nach innen läuft, den unteren Winkel der Scapula kreuzt, dabei sich lateralwärts wendet und bis zur Mitte der crista iliaca zieht (rami posteriores) Das große Hautfeld nach vorne von der oben geschilderten Grenzlinie (Brust-Bauchgegend) wird von den rami cutanei laterales et anteriores der Interkostalnerven	Rami posteriores: m. longissimus dorsi	Streckt die Lenden- und untere Wirbelsäule; bei einseitiger Wirkung rückt die Wirbelsäule nach hinten und nach seiner Seite	Bei beiderseitiger Lähmung des Erector trunci wird der Rumpf beim Stehen und Gehen nach hinten geworfen, wobei das Becken gehoben wird; mäßige Lordose der Wirbelsäule, die sich beim Liegen ausgleicht. Beim Sitzen Ausbiegung der Wirbelsäule nach hinten Bei Lähmung der Bauchmuskeln Lordose der Lendenwirbelsäule, wobei das Becken stark nach vorn geneigt wird und der Bauch und die Nates stark vorspringen. Die Exspiration wird dabei beeinträchtigt, namentlich die forcierte Aus-
		m. iliocostalis	Herabzieher der Rippen	
		mm. rotatores	Wirbeldreher	
		m. multifidus	Dreher der Wirbelsäule	
		m. semispinalis dorsi	Beugt und dreht die Wirbelsäule nach seiner Seite. Bei beiderseitiger Wirkung — Streckung der Wirbelsäule	
		m. spinalis dorsi	Hilft die Wirbelsäule seitwärts zu drehen. Bei beiderseitiger	

versorgt (mit Ausnahme der Haut der oberen Brustgegend, die vom plexus cervicalis versorgt wird, ferner eines Hautstreifens oberhalb des ligamentum inguinale und des mons pubis, die den Lendennerven angehören)			Funktion — Streckung der Wirbelsäule	atmung (beim Husten, Schreien usw.). Erschwerung der Stuhl- und Harnentleerung (Lähmung der Bauchpresse). Bei einseitiger Lähmung der Bauchmuskeln Verziehung des Nabels nach der entgegengesetzten Seite, auch Auftreibung der gelähmten Bauchseite bei forcierter Exspiration (Husten usw.)
	Rami musculares nn. intercostalium	mm. intercostales externi et interni	mm. intercostales externi bewirken bei ruhiger Atmung die Inspiration; die intercostales interni die Exspiration. Beide verbinden außerdem durch ihre Anspannung die Einbuchtung der interkostalen Weichteile bei Inspiration und seine Ausbuchtung bei Exstirpation	
		mm. subcostales		
		m. transversus thoracis	Zieht die Rippen nach abwärts und wirkt also als Exspirationsmuskel	
		mm. levatores costarum	Rippenheber	
		m. serratus post. sup.	Hebt die oberen Rippen — Beide erweitern den Thorax	
		m. serratus post. inf.	Zieht die 4 unteren Rippen abwärts — Beide erweitern den Thorax	
		m. pyramidalis		
		m. rectus abdominis	Bei feststehendem Becken wird der Thorax nach unten gezogen; bei feststehendem Thorax wird das Becken gehoben — Alle diese Muskeln bilden die Bauchpresse (Druck auf Bauch- und Beckeneingeweide)	
		m. obliquus externus abdominis	Bei festgestellten Becken beugen beide obliqui die Wirbelsäule nach vorn und ziehen die Rippen nach unten. Bei einseitiger Funktion erfolgt zugleich eine Drehung des Thorax nach der anderen Seite hin. Bei festgestelltem Thorax erfolgt Hebung des Beckens — Alle diese Muskeln bilden die Bauchpresse (Druck auf Bauch- und Beckeneingeweide)	

	Innervationsgebiet der Haut und der Schleimhäute	Innervationsgebiet der Muskeln	Funktion der Muskeln	Lähmung der Muskeln
nn. thoracales (D_{I}—D_{XII})		m. obliquus internus abdominis	Wirkt, wie m. obliquus externus abdominis	
		m. transversus abdominis	Zieht durch seine oberen Teile die unteren Rippen nach innen und verengert hiermit mit seinen unteren Teilen die Bauchhöhle	
		Kostalteil des Zwerchfells	Alle d. Muskeln bilden d. Bauchpr. (Druck a. Bauch-u. Beckeneing.)	
Plexus lumbalis (D_{XII}—L_{IV}): **Rami posteriores**	Hautgebiet der hinteren Rumpffläche dicht unterhalb des Hautgebietes der rami posteriores nn. thoracalium. Die laterale Grenze dieses Hautgebietes läuft von der Mitte der crista iliaca zur oberen Gesäßgegend bis zum trochanter major	m. multifidus	Bei beiderseitiger Funktion Streckung der Wirbelsäule; bei einseitiger Drehung der Wirbel	
		mm. interspinales lumbales	Strecker die Wirbelsäule	
		mm. intertransversarii lumborum	Die medialen strecken die Wirbelsäule, die lateralen beugen sie seitwärts	
		m. sacrospinalis (Lendenteil)	Erector spinae	s. oben bei longissimus dorsi
Rami musculares des plexus lumbalis		m. quadratus lumborum	Neigt den unteren Teil der Wirbelsäule zur Seite; kann die letzte Rippe nach unten, das Hüftbein nach oben ziehen	
		m. psoas major et minor	Beugen das Bein im Hüftgelenk und drehen es ein wenig nach außen	Bei Lähmung beider mm. psoas (eigentlich des m. iliopsoas) wird das Gehen unmöglich (bei Parese Erschwerung des Ganges). Beim Liegen kann das Bein, beim gestreckten Unterschenkel, nicht erhoben werden. Auch erschwertes Aufrichten aus der Rückenlage (s. auch unten bei m. tensor fasciae latae)

n. iliohypogastricus	Haut über dem glutaeus medius (ramus cutaneus lateralis) Haut über dem ligamentum inguinale in der Nähe der spina iliaca anterior superior (ramus cutaneus anterior)	mm. transversus, obliquus externus et internus abdominis	(s. oben bei nn. thoracales)	
n. ilioinguinalis	Haut der medialen Leistengegend, des obersten medialen Teiles des Oberschenkels (rami cutanei laterales). Haut des mons pubis und scrotum - resp. labia majora (rami cutanei mediales)	mm. transversus, obliquus externus et internus abdominis		
n. genitofemoralis	Haut der vorderen Fläche des Oberschenkels sogar bis zur Mitte desselben (n. lumboinguinalis)	m. cremaster und tunica dartos (n. spermaticus externus)	Hodenheber	
n. cutaneus femoris lateralis	Laterale Fläche des Oberschenkels			
n. femoralis	Vordere Fläche des Oberschenkels unterhalb des Ausbreitungsgebietes des n. lumboinguinalis (rami cutanei anteriores) Haut der medialen Seite des Knies bis zur vorderen Fläche der patella (ramus infrapatellaris des n. saphenus) Haut über der medialen Fläche der Tibia und die mediale Wadenhaut (nn. cutanei cruris mediales des n. saphenus) Haut des medialen Fußrandes (Endausbreitung des n. saphenus)	m. quadriceps femoris	Streckt den Unterschenkel (m. rectus ist zugleich ein Hüftbeuger). Bei gebeugtem Unterschenkel ist er zugleich ein kräftiger Hüftbeuger	Bei beiderseitiger Lähmung ist das Stehen bei gestrecktem Knie möglich, auch das Gehen mühsam ausführbar (das Bein wird dabei im Knie gestreckt gehalten). Die Beugung im Knie wird dabei vermieden. Sobald der Kranke im Knie einknickt — Gefahr zu fallen. — Bei einseitiger Lähmung kann die Streckung des Unterschenkels nicht ausgeführt werden. Bei alleiniger Lähmung des m. vastus internus wird die Patella bei Streckung nach außen gezogen
		m. iliacus femoris	Hebt den Oberschenkel oder zieht die Lendenwirbelsäule und das Becken um die Hüftachse nach vorn unten	

	Innervationsgebiet der Haut und der Schleimhäute	Innervationsgebiet der Muskeln	Funktion der Muskeln	Lähmung der Muskeln
n. femoralis		m. psoas	(s. oben bei rami musculares des plexus lumbalis)	(s. oben bei rami musculares des plexus lumbalis)
		m. pectinaeus	Adduktion des Oberschenkels und gleichzeitige Beugung	Bei Lähmung des m. pectinaeus (und der Adduktoren und gracilis) Wegfall der Adduktion des Beines, welches beim Aufheben nach außen gezogen wird
		m. sartorius	Beugung im Hüft- und Kniegelenk und leichte Rotation des Oberschenkels nach außen	(s. unten bei mm. biceps, semitendinosus u. semimembranosus)
n. obturatorius	Mediale Fläche des Knies (ramus cutaneus)	m. obturator externus	Rotation des Oberschenkels nach außen	Bei Lähmung der mm. obturator externus, internus, pyriformis und gemelli, sowie des quadratus femoris wird das Bein dauernd nach innen gedreht
		m. adductor, brevis, longus, minimus et magnus	Adduktion des Beins	(s. oben bei m. pectinaeus)
		m. gracilis	Adduktion des Beins	
		m. pectinaeus (unbeständig)		
Plexus sacralis (L_{IV}—S_{III}): **Rami posteriores**	Haut über der hinteren Fläche des Kreuz- und Steißbeins und der hinteren oberen Gesäßgegend	m. multifidus (unteres Ende)	(s. oben bei rami posteriores des Plexus lumbalis)	
n. glutaeus superior		m. glutaeus medius	Abduktor. Bei Kontraktion seines vorderen Abschnitts wird das Bein nach vorne und außen gesetzt, gleichzeitig etwas nach innen rotiert. Der hintere Abschnitt führt das Bein nach hinten außen und rotiert es gleichzeitig auswärts. Bei fixiertem Bein Neigung des Rumpfes zur Seite	Bei Lähmung der mm. glutaei medius und minimus kann das Bein nicht abduziert werden und die Adduktoren erhalten das Übergewicht. Beim Gehen wird das Bein zu stark nach innen gezogen

		m. glutaeus minimus	Funktion ähnlich derjenigen des m. glutaeus medius	
		m. tensor fasciae latae	Beugt das Bein im Hüftgelenk und rotiert dasselbe etwas nach einwärts	Bei Lähmung des m. tensor fasciae latae und des m. iliopsoas ist das Gehen unmöglich und im Liegen kann das Bein, bei gestrecktem Unterschenkel, nicht gehoben werden. Auch Schwierigkeiten beim Emporheben des Rumpfes aus der Rückenlage
n. glutaeus inferior		m. glutaeus maximus	Streckung des Beins im Hüftgelenk und leichte Rotation nach außen. Bei fixiertem Bein Streckung des geneigten Rumpfes (besonders beim Treppensteigen, Springen, Aufstehen)	Erschwerung der Bewegungen beim Treppensteigen, Springen usw. Beim Steigen auf einen Stuhl starke Neigung des Beckens nach vorn. (Bei Lähmung der mm. glutaei außerdem watschelnder Gang)
n. cutaneus femoris posterior	Haut des Gesäßes (nn. cutanei clunium inferiores) und der hinteren Fläche des Oberschenkels bis zur Kniekehle und selbst noch bis auf die Wadenhaut			
n. ischiadicus		m. obturator internus mm. gemelli m. quadratus femoris	} Rollen den Oberschenkel nach außen	(s. oben bei m. obturator ext. vom n. obturatorius)
		m. semitendinosus m. semimembranosus m. biceps (langer Kopf)	} Beugen den Unterschenkel und strecken die Hüfte	Bei Lähmung der mm. semitendinosus, semimembranosus, biceps und sartorius kommt es zum Ausfall der Beugung des Unterschenkels. Der Schwerpunkt des Körpers wird nach hinten verlegt, so daß der Rumpf nach rückwärts gebeugt gehalten wird. Beim Gehen wird die Flexion des Oberschenkels übertrieben, wobei der Unterschenkel, der Schwere folgend, in Beugestel-

	Innervationsgebiet der Haut und der Schleimhäute	Innervationsgebiet der Muskeln	Funktion der Muskeln	Lähmung der Muskeln
n. ischiadicus				lung gerät. Beim Aufsetzen des Beins Übergewicht des Quadriceps, dadurch Retroflexion des Knies
		m. adductor magnus	(s. oben beim n. obturatorius)	
n. peroneus communis	Haut der lateralen Fläche des Unterschenkels (n. cutaneus surae lateralis)	m. biceps femoris (kurzer Kopf)		
n. peroneus superficialis	Haut des Fußrückens, des medialen Randes der großen Zehe und der einander zugekehrten Ränder der II. und III. Zehe (n. cutaneus dorsalis medialis) Haut des Fußrückens und die einander zugekehrten Ränder der III. und IV., sowie der IV. und V. Zehe (n. cutaneus dorsalis intermedius)	m. peroneus longus	Hauptsächlich abduziert den Fuß, dagegen wenig beteiligt an dessen Plantarflexion. Er senkt den inneren, hebt den äußeren Fußrand	Der Fuß wird beim Strecken adduziert. Beim Gehen berührt der Fuß nur mit seinem äußeren Rand den Boden. Beim Stehen wird die Plantarwölbung verringert (Plattfuß). Das Gehen wird sehr ermüdend, das Stehen auf der Fußspitze nicht möglich oder unsicher
		m. peroneus brevis	Abduziert den Fuß und hebt etwas den äußeren Rand, ohne ihn zu strecken oder zu beugen	Bei Lähmung des m. peroneus brevis und m. tibialis posticus kann die einfache, nicht von Beugung oder Streckung begleitete, Ab- resp. Adduktion nicht mehr bewirkt werden
n. peroneus profundus	Haut des Rückens der einander zugewandten Ränder der II. und III. Zehe (nn. digitales dorsales hallucis et digiti secundi medialis)	m. tibialis anterior m. extensor digitorum longus m. extensor hallucis longus m. extensor digitorum brevis	M. tibialis ant., m. extensor digitorum longus und m. extensor hallucis longus strecken den Fuß. M. tibial. ant. gleichzeitig Adduktor und hebt den inneren Rand des Vorderfußes. M. extens. digitorum longus streckt schwach die vier Zehen, vorwiegend ist er ein Strecker des Fußes, hebt den äußeren Rand und abduziert den Fuß. M. extensor hallu-	Bei Lähmung der mm. tibialis ant., extensor digitorum longus und extensor hallucis longus erfolgt keine Streckung des Fußes, welcher schlaff herabhängt. Beim Gehen übermäßige Beugung im Hüft- und Kniegelenk. Später Kontraktur der Antagonisten (pes equinus) Bei alleiniger Lähmung des m. tibialis ant. ist die Streckung

			cis longus flektiert dorsalwärts die zweite Phalanx der großen Zehe, unterstützt ferner die Streckung und Adduktion des Fußes. M. extensor digitorum brevis zieht kräftig die Zehen dorsalwärts	des Fußes mit Abduktion verbunden; es entsteht eine übermäßige Streckung der langen Strecker und die erste Phalanx der großen Zehe verharrt in Dauerdorsalflexion
n. tibialis	Haut des lateralen Randes des Fußes und des lateralen Randes des Rückens der kleinen Zehe (n. cutaneus surae medialis), sowie die Haut des malleolus lateralis und der Ferse (rami calcanei laterales), auch die Haut der lateralen Seite des Fußgelenks (Äste des n. cutaneus surae medialis), der medialen Seite der Ferse und des hinteren Teils der Fußsohle (rami calcanei mediales als Äste des n. tibialis)	m. gastrocnemius m. soleus m. plantaris	Bewirken Plantarflexion und Adduktion des Fußes, wobei eine Rotation stattfindet (Dorsalfläche nach außen, die Spitzen nach innen). Bei gebeugter Stellung des Unterschenkels wirkt der Soleus allein als Beuger des Fußes	Bei Lähmung des m. triceps surae ist Plantarflexion des Fußes sehr beschränkt (nicht über den rechten Winkel). Allmähliche Entstehung des Hackenfußes (Antagonisten!) und die Wölbung der planta pedis wird größer. Das Gehen wird erschwert. Das Erheben auf die Fußspitze ist nicht möglich
		m. tibialis posterior	Adduktion des Fußes	s. oben beim m. peroneus brevis (vom m. peroneus superficialis)
		m. flexor digitorum longus m. flexor hallucis longus	Beugen kräftig die letzten Phalangen plantarwärts	Keine Plantarflexion der letzten Phalangen
		m. popliteus (Alle diese Muskeln erhalten ihre Äste aus dem n. tibialis vor seiner Endteilung hinter dem malleolus medialis)	Rotiert den gebeugten Unterschenkel einwärts und beugt schwach den Unterschenkel	
Endzweige des n. tibialis: **n. plantaris medialis**	Haut des medialen Fußrandes und der medialen Seite der großen Zehe (n. plantaris hallucis medialis) Haut der plantaren Fläche der einander zugewandten Seiten der I. bis zur IV. Zehe (nn. digitales plantares proprii)	m. abductor hallucis m. flexor hallucis brevis (medialer Kopf)	Bewegen den Hallux nach innen	
		m. flexor digitorum brevis	Beugt die Mittelphalanx der II. bis V. Zehe	
		mm. lumbricales I und II	mm. lumbricales und mm. interossei bewirken nicht nur Ab- und Adduktion der Zehen, sondern beugen auch die erste Phalanx und strecken die zweite und dritte	

	Innervationsgebiet der Haut und der Schleimhäute	Innervationsgebiet der Muskeln	Funktion der Muskeln	Lähmung der Muskeln
n. plantaris lateralis	Haut an der lateralen Seite der V. Zehe und der einander zugewandten Seiten der V. und IV. Zehe, nebst der angrenzenden lateralen Seite der planta	m. abductor digiti minimi	Zieht die erste Phalanx lateral- und plantarwärts	
		m. quadratus plantae	Unterstützt den flexor digitorum longus in der Plantarflexion der Nagelphalangen	
		mm. flexor digiti quinti	Zieht die Grundphalanx der kleinen Zehe plantarwärts	
		m. opponens digiti quinti	Zieht die kleine Zehe median- und plantarwärts	
		mm. interossei mm. lumbricales III und IV	s. oben bei mm. lumbricales I u. II (vom n. plantaris medialis)	Bei Lähmung der mm. interossei werden die ersten Phalangen überstreckt, die II. und III. gebeugt (Krallenfuß). Das Gehen wird schmerzhaft, das Laufen und Springen erschwert
		m. adductor hallucis	Zieht die große Zehe lateral- und plantarwärts	
		m. flexor hallucis brevis (lateraler Kopf)	Zieht die große Zehe plantarwärts	
Plexus pudendus (S_{III-IV}): **Rami musculares**		m. levator ani m. coccygeus	Verschließen des Beckenausgangs (= Diaphragma pelvis)	
n. pudendus	Haut in der Gegend des m. glutaeus maximus (n. perforans ligamentum tuberososacrum)	m. sphincter ani externus (vom n. haemorrhoidales inferior)	Willkürlicher Schließmuskel des Afters	
	Haut der Analgegend (n. haemorrhoidalis inferior).	m. transversus perinei m. sphincter ani externus (vorderer Teil)		
	Haut der lateralen Darmgegend und häufig angrenzende mediale Fläche des	m. bulbo- und ischiocavernosus	Verengert und verkürzt die Urethra (beim Mann) und entleert stoßweise den Inhalt der letz-	

	Oberschenkels (nn. perinei laterales). Haut des Scrotum (resp. der labia majora) (nn. perinei mediales resp. nn. scrotales posteriores resp. labiales posteriores). Haut des Gliedes oder des Klitors (n. dorsalis penis resp. clitoridis)		teren (= compressor bulbi et ejaculator seminis)	
		m. transversus perinei profundus	Bildet mit m. sphincter urethrae membranaceae und der fascia perinei das trigonum urogenitale, welches zu bestimmten Teilen des Harn- und Geschlechtsapparats in wichtigen Beziehungen steht	
		m. sphincter urogenitalis		
Plexus coccygeus (Sv—CI): **n. anococcygeus**	Haut zwischen dem Anus und dem Steißbein, auch Haut an der dorsalen Fläche des Steißbeins selbst.			

Schema der Augen-

Nach Landolt, Diagnostik der

I Der gelähmte Muskel	II Ablenkung des Auges (Strabismus)	III Trugbild des kranken Auges (Doppeltsehen) (rote Linie der Spalte VIII)	IV Beweglichkeitsbeschränkung und falsche Projektion (rote Linie der Spalte VIII)
Rectus externus	nach der gesunden Seite; Strabismus convergens	auf der kranken Seite; gleichnamiges Doppeltsehen	nach der kranken Seite
Rectus internus	nach der kranken Seite; Strabismus divergens	auf der gesunden Seite; gekreuztes Doppeltsehen	nach der gesunden Seite
Rectus superior	nach unten, etwas nach der kranken Seite, temporal gerollt; Strabismus deorsum vergens und leicht divergens	höher; auf der gesunden Seite, und geneigt nach der gesunden Seite; vertikale und leicht gekreuzte Diplopie	nach oben und etwas nach der gesunden Seite
Rectus inferior	nach oben, etwas nach der kranken Seite, nasalwärts gerollt; Strabismus sursum vergens und leicht divergens	tiefer; auf der gesunden Seite, und geneigt nach der kranken Seite; vertikale und leicht gekreuzte Diplopie	nach unten und etwas nach der gesunden Seite
Obliquus superior	nach oben, etwas nach der gesunden Seite, temporalwärts gerollt; Strabismus sursum vergens und leicht convergens	tiefer; auf der kranken Seite, und geneigt nach der gesunden Seite; vertikale und leicht homonyme Diplopie	nach unten und etwas nach der kranken Seite
Obliquus inferior	nach unten, etwas nach der gesunden Seite, nasalwärts gerollt; Strabismus deorsum vergens und leicht convergens	höher; auf der kranken Seite, und geneigt nach der kranken Seite; vertikale und leicht homonyme Diplopie	nach oben und etwas nach der kranken Seite

[1]) Bei der Sekundärablenkung ist die Höhendifferenz der Augen bzw. der Doppel-Bilder stimmen nicht immer vollkommen mit den Voraussetzungen überein.

[2]) Die roten Linien der Spalte VIII, welche sowohl die physiologische Wirkung nicht ungefähr hingezeichnet. Sie entsprechen vielmehr genau der Stellung, welche der Muskels einnehmen würde. Wir haben diese Stellung einerseits berechnet, andererseits zusammengehörenden roten und schwarzen Linien läßt sich also das Verhältnis zwischen

muskellähmungen.
Bewegungsstörungen des Auges.

V Zunahme des Doppeltsehens (rote Linie der Spalte VIII)	VI Kopfhaltung (Richtung des Gesichtes) (rote Linie der Sp. VIII)	VII Sekundärablenkung des gesunden Auges	VIII Doppeltsehen [2]) die rote Linie entspricht dem Trugbilde des gelähmten Auges, die schwarze dem Bilde des gesunden fixierenden Auges S	D
beim Blicke nach der kranken Seite	nach der kranken Seite, ohne Neigung	nach der kranken Seite; Strabismus convergens; gleichnamiges Doppeltsehen	L R	L R
beim Blicke nach der gesunden Seite	nach der gesunden Seite, ohne Neigung	nach der gesunden Seite; Strabismus divergens; gekreuzte Doppelbilder	R L	R L
die Höhendifferenz nimmt zu nach oben und nach der kranken Seite; die horizontale Diplopie und die Neigung nehmen zu nach der gesunden Seite	aufwärts; nach der kranken Seite, und geneigt nach der Schulter der gesunden Seite	nach oben und nach der gesunden Seite, gerollt nach der gesunden Seite; vertikale und leicht gekreuzte Diplopie; das Bild des gesunden Auges tiefer und nach der kranken Seite geneigt [1])	L R	R L
die Höhendifferenz nimmt zu nach unten und nach der kranken Seite; die horizontale Diplopie und die Neigung nehmen zu nach der gesunden Seite	abwärts; nach der kranken Seite, und geneigt nach der Schulter der kranken Seite	nach unten und nach der gesunden Seite, gerollt nach der kranken Seite; vertikale und leicht gekreuzte Diplopie; das Bild des gesunden Auges höher und nach der gesunden Seite geneigt [1])	R L	L R
die Höhendifferenz nimmt zu nach unten und nach der gesunden Seite; die horizontale Diplopie und die Neigung nehmen zu nach der kranken Seite	abwärts; nach der gesunden Seite, und geneigt nach der Schulter der gesunden Seite	nach unten und der kranken Seite, gerollt nach der gesunden Seite; vertikale und leicht homonyme Diplopie; das Bild des gesunden Auges höher und nach der kranken Seite geneigt [1])	R L	L R
die Höhendifferenz nimmt zu nach oben und nach der gesunden Seite; die horizontale Diplopie und die Neigung nehmen zu nach der kranken Seite	aufwärts; nach der gesunden Seite, und geneigt nach der Schulter der kranken Seite	nach oben und der kranken Seite; gerollt nach der kranken Seite; vertikale und leicht homonyme Diplopie; das Bild des gesunden Auges tiefer und nach der gesunden Seite geneigt [1])	L R	R L

bilder allein zuverlässig; die Abweichung in der Horizontalen und die Neigung der

der Vertikalmotoren, als das bei deren Lähmung auftretende Trugbild angeben, sind vertikale Meridian des Auges nach einer Drehung von 40° um die Achse des betreffenden mit unserem Ophthalmotrop experimentell dargestellt. Aus der Vergleichung der Höhenablenkung, Seitenwendung und Rollung für jeden Muskel genau erkennen.

Zentrales Nervensystem

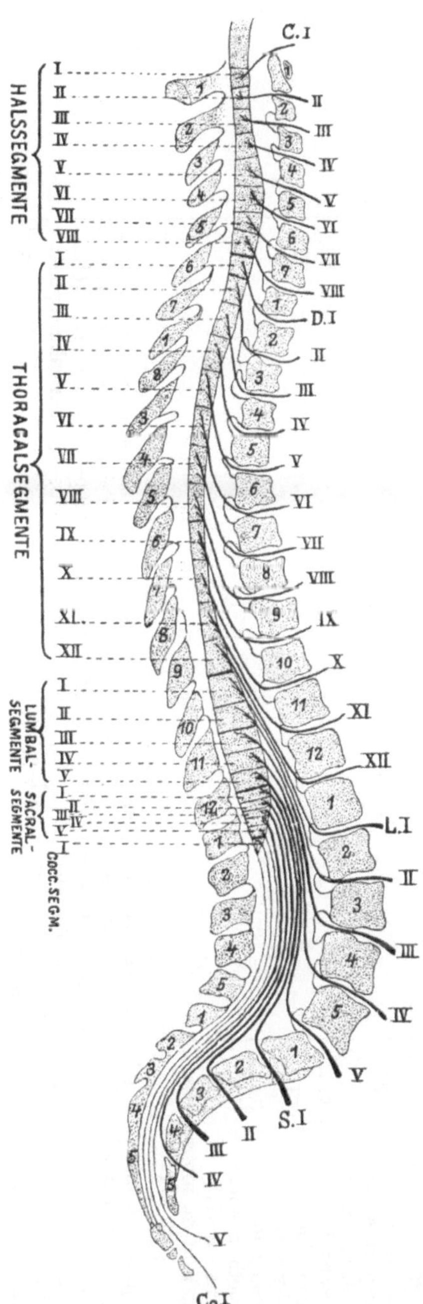

Abb. 6. Skeletotopie des Rückenmarks (modif. nach Dejerine). Schematische Darstellung des Verhältnisses der Rückenmarksegmente und deren Wurzeln in den Wirbeln.

Rückenmarksegmenttafel.

Segment	Muskeln		Gefühlsinnervation der Haut	Segmentversorgung der wichtigeren peripher. Spinalnerven	Reflexe
C_1	Zungenmuskulatur (nach Bolk) m. rectus capitis ant. (C_1) m. rect. cap. later. (C_1) m. rect. cap. post. min. (C_1) m. obliquus cap. sup. (C_1) m. rect. cap. post. maj. (C_{1-2}) m. semispinalis cap. (C_{1-2}) m. spinal. cap. (pars cran.) (C_{1-2}) m. thyreohyoideus (C_{1-2}) m. geniohyoideus ($C_{1-2\,(3)}$) m. omohyoideus (C_{1-3}) m. sternohyoideus (C_{1-3}) m. sternothyreoideus (C_{1-4}) m. longus capitis (C_{1-4}) Ein Ast zum m. intertransvers. post. cerv.			n. occipitalis major (C_{1-3})	
C_2	m. obliquus cap. inf. (C_2) m. sterno-cleido-mast. (C_{2-3}) m. longus atlantis (C_{2-4}) m. trapezius (C_{2-4}) m. longus colli (C_{2-8}) m. splenius cap. et cerv. (C_{2-8}?) m. scalenus medius (C_{2-8}) Ferner zu mm. intertransvers. et longissimus cerv.	m. rectus cap. post. maj. (C_{1-2}) m. semispin. cap. (C_{1-2}) m. spin. cap. (pars cran.) (C_{1-2}) m. thyreohyoideus (C_{1-3}) m. geniohyoideus ($C_{1-2,\,(3)}$) m. omohyoideus (C_{1-3}) m. sternohyoideus (C_{1-3}) m. sternothyreoideus (C_{1-4}) m. longus capitis (C_{1-4})	Schmaler Streifen am Unterkiefer, ein Teil desOhres, Hinterhaupt	n. occipit. maj. (C_{1-3}) n. occipit. min. (C_{2-3}) n. cutan. colli (C_{2-4}) (n. auricul. magnus C_{2-4})	
C_3	m. platysma (nach Kocher) (C_2) m. levator scapulae (C_{3-5}) m. diaphragmaticus (C_{3-4-5}) Ferner zu mm. multifidus, semispin. cerv., spin. cerv., intertransversarii post. et ant. cerv., longissimus cerv.	m. geniohyoideus ($C_{1-2\,(3)}$) m. omohyoideus (C_{1-3}) m. sternohyoideus (C_{1-3}) m. sternothyreoideus (C_{1-4}) m. longus cap. (C_{1-4}) m. sterno-cleido-mast. (C_{2-3}) m. longus atlantis (C_{2-4})	Oberer Teil der regio nuchae, vorderes und laterales Gebiet des Halses (bis zum lateralen Rande des m. sterno-cleido-mastoideus und unten quer	n. occipit. maj. (C_{1-3}) n. occipit. min. (C_{2-3}) (n. auricul. magn. C_{2-4}) n. cutan colli (C_{2-4}) nn. supraclavicul. (C_{3-4})	

C_3		m. trapezius (C_{3-4}) m. longus colli (C_{2-8}) m. splen. cap. et cerv. (C_{2-8}?) m. scalenus med. (C_{2-8})	über das manubrium sterni)		
C_4	m. rhomboideus maj. (C_{4-5}) m. rhomb. min. (C_{4-5}) m. supraspinatus (C_{4-5}) m. scalen. ant. (C_{4-7}) Ferner zu mm. semispin. cerv., spin. cerv., intertransvers. post. et ant. cerv., longissimus cerv.	m. sterno-thyreoideus (C_{1-4}) m. longus cap. (C_{1-4}) m. longus atlantis (C_{2-4}) m. trapezius (C_{2-4}) m. longus colli (C_{2-8}) m. splen. cap. et cerv. (C_{2-8}?) m. scalenus medius (C_{2-8}) m. levator scap. (C_{3-5}) m. diaphragmat. ($C_{3, 4, 5}$)	Mittlerer Bezirk der regio nuchae, laterale Halsfläche (bis zum lateralen Rande des m. sternocleido-mastoideus), regio infraclavicularis, oberer Teil der regio deltoidea und ein Teil der regio suprascapularis	(n. auricul. magn. C_{2-4}) n. cutan. colli (C_{2-4}) nn. supraclavic. (C_{3-4}) (n. dors scap. C_{4-5})	Erweiterung der Pupille bei Reizung des Nackens (C_{4-7})
C_5	m. teres minor (C_5) m. pector. major (C_{5-6}) m. subsclavius (C_{5-6}) m. supscapularis (C_{5-6}) m. infraspinatus (C_{5-6}) m. brachialis (C_{5-6}) m. biceps brachii (C_{5-6}) m. deltoideus ($C_{5, 6}$) m. supin. long. ($C_{5, 6}$) m. teres major ($C_{(5), 6, (7)}$) m. serratus ant. (C_{5-7}) m. supinatur brevis ($C_{5, 6, 7}$) m. ext. carpi rad brev. ($C_{(5), 6, 7}$) m. ext. carpi rad. long. ($C_{(5), 6, 7}$) m. scalen. post. (C_{5-8}) Ferner mm. multifidus spinal., m. semispin. cerv., m. spin. cerv., mm. intertransv. post. et ant. cerv., m. longissismus cerv., m. iliocost. cerv.	m longus colli (C_{2-8}) m. splen. cap. et cerv. (C_{2-8}?) m. scalenus medius (C_{2-8}) m. levator scap. (C_{3-5}) m. diaphragmat. ($C_{3, 4, 5}$) m. rhomb. maj. (C_{4-5}) m. rhomb. min. (C_{4-5}) m. supraspinatus (C_{4-5}) m. scalenus ant. (C_{4-7})	Ein kleines Dreieck an den unteren Halswirbeln, Radialseite des Oberarms	(n. dors. scap. C_{4-5}) n. subclavius (C_{5-6}) (nn. thorac. ant. C_{5-8}) nn. subscapul. (C_{5-8}) n. axillaris (C_{5-6}) n. suprascapul. (C_{5-6}) n. thorac. long. (C_{5-7}) n. musc.-cutan. (C_{5-7}) n. medianus (C_5—D_1) n. radialis (C_5—D_1)	Erweiterung der Pupille bei Reizung des Nackens (C_{4-7}) Scapularreflex (C_5—D_1)
C_6	m. adductor poll. (C_{6-7}) m. flex. poll. brev. (C_{6-7}) m. abductor. poll. brev. (C_{6-7}) m. opponens poll. (C_{6-7})	m. longus colli (C_{2-8}) m. splen. cap. et cerv. (C_{2-8}?) m. scalen. med. (C_{2-8}) m. scalen. ant. (C_{4-7})	Ein kleines Dreieck an den unteren Halswirbeln, Radialseite des Unterarms und der	n. subclavius (C_{5-6}) (nn. thorac. ant. C_{5-8}) nn. subscapul. (C_{5-8}) n. axillaris (C_{5-6})	Erweiterung der Pupille bei Reizung des Nackens (C_{4-7}) Bicepsreflex (C_{5-6})

Segment	Muskeln		Gefühlsinnervation der Haut	Segmentversorgung der wichtigeren peripher. Spinalnerven	Reflexe
C_6	m. pronator teres. (C_{6-7}) m. flexor carpi rad. (C_{6-7}) m. flexor poll. long. (C_{6-7}) m. coraco-brachialis (C_{6-7}) m. extensor poll. brev. ($C_{6,\ 7}$) m. abductor poll. long. ($C_{6,\ 7}$) m. extensor poll. long. ($C_{6,\ 7,\ (8)}$) m. triceps ($C_{6-7,\ (8)}$) m. extens. ind. propr. ($C_{6,\ 7,\ 8}$) m. extens. dig. comm. ($C_{6,\ 7,\ 8}$) m. latissimus dorsi (C_{6-8}) m. ext. dig. quinti propr. ($C_{(6),\ 7-8}$) m. extensor carpi uln. ($C_{(6),\ 7-8}$) m. pronator quadr. (C_{6-8}, D_1) Ferner zu mm. multifidus spinae, semispin. cerv., intertransvers. post. et ant., longissimus cerv., ilio-cost. cerv.	m. pector maj. (C_{5-6}) m. subclavius (C_{5-6}) m. subscapul. (C_{5-6}) m. infraspinatus (C_{5-6}) m. brachialis (C_{5-6}) m. biceps brachii (C_{5-6}) m. deltoideus ($C_{5,\ 6}$) m. supin. long. ($C_{5,\ 6}$) m. teres maj. $C_{(5),\ 6,\ (7)}$) m. serratus ant. (C_{5-7}) m. supin. brev. ($C_{5,\ 6,\ 7}$) m. ext. carpi rad. brev. ($C_{(5),\ 6,\ 7}$) m. ext. carpi rad. long. ($C_{(5),\ 6,\ 7}$) m. scalenus post. (C_{5-8})	Hand inkl. drei erste Finger	n. suprascapul. (C_{5-6}) n. thorac. l. (C_{5-7}) n. musculo cutan. (C_{5-7}) n. med. (C_5—D_1) n. rad. (C_5—D_1)	Scapularreflex (C_5—D_1) Extensorenreflex (C_6) Tricepsreflex (C_{6-7})
C_7	m. anconaeus ($C_{7,\ (8)}$) m. pector. min. (C_{7-8}, (D_1)) m. pector. maj. cost. (C_{7-8}, (D_1)) mm. interossei, adduct. poll und lumbricales (C_{7-8}, (D_1)) m. flex. digit. prof. (C_{7-8}, D_1) m. flex. digit. subl. (C_{7-8}, D_1) m. oppon. dig. quinti ($C_{(7),\ 8}$, (D_1)) m. flex. brev. dig. quin. ($C_{(7),\ 8}$, (D_1)) m. palmaris longus ($C_{(7),\ 8}$, (D_1)) m. flexor carpi uln. ($C_{(7),\ 8}$, (D_1)) Ferner zu mm. multifidus, semispin. cerv., intertransvers. post. et ant. cerv., longissimus cerv., ilio-cost. cerv.	m. longus colli (C_{2-8}) m. splen. cap. et cerv. ($C_{2-8?}$) m. scalenus med. (C_{2-8}) m. scalenus ant. (C_{4-7}) m. teres major ($C_{(5),\ 6,\ (7)}$) m. serratus ant. (C_{5-7}) m. supin. brev. ($C_{5,\ 6,\ 7}$) m. extens. carpi rad. br. ($C_{(5),\ 6,\ 7}$) m. ext. carpi rad. long. ($C_{(5),\ 6,\ 7}$) m. scalenus post. (C_{5-8}) m. adductor poll. (C_{6-7}) m. flexor poll. br. (C_{6-7}) m. abductor poll. br. (C_{6-7}) m. opponens poll. (C_{6-7}) m. pronator teres (C_{6-7}) m. flexor carpi rad. (C_{6-7}) m. flexor poll. long. (C_{6-7})	Ein kleines Dreieck an den unteren Halswirbeln, der größte Teil der Hand und der Finger jedoch mehr von der Radialseite her. Am Unterarm ein kleiner Streifen an der Ventralfläche und ein längerer Streifen an der Dorsalfläche nach außen von der Axiallinie	nn. thorac. ant. (C_{5-8}) nn. subscapul. (C_{5-8}) n. thorac. l. (C_{5-7}) n. musc.-cutan. (C_{5-7}) n. medianus (C_5—D_1) n. radialis (C_5—D_1) n. ulnaris (C_7—D_1)	Erweiterung der Pupille bei Reizung des Nackens (C_{4-7}) Scapularreflex (C_5—D_1) Tricepsreflex (C_{6-7}) Flexorenreflex (C_7) Radiusreflex (C_{7-8}) Palmarreflex (C_7—D_1)

C_7		m. coraco-brach. (C_{6-7}) m. extensor poll. br. $(C_{6,\,7})$ m. abductor poll. long. (C_{6-7}) m. extensor poll. long. $(C_{6,\,7,\,(8)})$ m. triceps $(C_{6-7\,(8)})$ m. extens. ind propr. $(C_{6,\,7,\,8})$ m. extens. digit. comm. $(C_{6,\,7,\,8})$ m. latissimus dorsi (C_{6-8}) m. ext. dig. quinti propr. $(C_{(6),\,7-8})$ m. ext. carpi uln. $(C_{(6),\,7-8})$ m. pronator quadr. (C_{6-8}, D_1)			
C_8	m. palmaris brev. (C_8, D_1) m. abductor dig. quinti (C_8, D_1) Ferner zu mm. multifidus, semispin. cerv., spin., intratransvers. post. et ant., longissimus, iliocostalis, levator costae br.	m. longus colli (C_{2-8}) m. splen. cap. et cerv. $(C_{2-8}?)$ m. scalenus med. (C_{2-8}) m. scalenus post. (C_{5-8}) m. extensor poll. long $(C_{(6),\,7,\,(8)})$ m. triceps $(C_{6-7,\,(8)})$ m. extens. ind. propr. $(C_{6,\,7,\,8})$ m. extens. dig. comm. $(C_{6,\,7,\,8})$ m. latissimus dorsi (C_{6-8}) m. ext. dig. quinti prop. $(C_{(6),\,7-8})$ m. ext. carpi uln. $(C_{(6),\,7-8})$ m. pronator quadr. (C_{6-8}, D_1) m. anconaeus $(C_{7,\,(8)})$ m. pector. min. $(C_{7-8}, (D_1))$ m. pector. maj. cost. $(C_{7-8}, (D_1))$ mm. inteross., adduct. poll., lumbric. $(C_{7-8}, (D_1))$ m. flexor digit. prof. (C_{7-8}, D_1) m. flexor digit. subl. (C_{7-8}, D_1) m. oppon. dig. quinti $(C_{(7),\,8}, (D_1))$ m. flex. br. dig. quinti $(C_{(7),\,8}, (D_1))$ m. palm. long. $(C_{(7),\,8}, (D_1))$ m. flexor carpi uln. $(C_{(7),\,8}, D_1)$	Hauptsächlich die Hand und die Finger (jedenfalls mit Ausnahme des Daumens an der Volarfläche und der Ulnarseite des kleinen Fingers an der Dorsalfläche). Ein kleiner Streifen reicht eine kurze Strecke über den Unterarm	mn. thorac. ant. (C_{5-8}) mn. subscapul. (C_{5-8}) n. medianus $(C_5\text{—}D_1)$ n. radialis $(C_5\text{—}D_1)$ n. ulnaris $(C_7\text{—}D_1)$ n. cutan. bracchii int. $(C_8\text{—}D_1)$	Scapularrefl. $(C_5\text{—}D_1)$ Palmarreflex $(C_7\text{—}D_1)$ Radiusreflex (C_{7-8}) Pupilleninnervation $(C_8\text{—}D_1$
D_1	m. serratus post (D_{1-4}) Ferner zu mm. rotatores dorsi, semispin. dorsi (?), spinalis, longissimus, multifidus, ilio-cost., intercost. I ext. et int.	m pronator quadr. (C_{6-8}, D_1) m. pector. min. $(C_{7-8}, (D_1))$ m. pector. maj. cost. $(C_{7-8}, (D_1))$ mm. inteross., adduct. poll., lumbric. $(C_{7-8}, (D_1))$ m. flexor digit. prof. (C_{7-8}, D_1)	Die Ulnarseite des Ober- und Unterarms und der Hand, z. T. kleiner Finger, Ring- und Ulnarrand des Mittelfingers	n. medianus $(C_5\text{—}D_1)$ n. radialis $(C_5\text{—}D_1)$ n. ulnaris $(C_7\text{—}D_1)$ n. cutan. brach. int. $(C_8\text{—}D_1)$	Scapularrefl. $(C_5\text{—}D_1)$ Palmarreflex $(C_7\text{—}D_1)$ Pupilleninnervation $(C_8\text{—}D_1)$

Segment	Muskeln		Gefühlsinnervation der Haut	Segmentversorgung der wichtigeren peripher. Spinalnerven	Reflexe
D_1		m. flexor digit. subl. (C_{7-8}, D_1) m. oppon. dig. quinti $(C_{(7)}, {}_8, (D_1))$ m. flex. br. dig. quinti $(C_{(7)}, {}_8, (D_1)$ m. palm. long. $(C_{(7)}, {}_8, (D_1)$ m. flex. carpi uln. $(C_{(7)}, {}_8\ D_1)$ m palm. brev. (C_8, D_1) m. abductor dig. quinti (C_8, D_1)			
D_{2-12}	mm. infracost. $(D_{2-4}$ und $D_{7-9})$ m. ilio-cost. dorsi (D_{2-7}) mm. rotatores dorsi (D_{2-11}) mm. intercost. ext. et int. (D_{2-11}) mm. levat. cost. brev. (D_{2-11}) m. multifidus spin. (D_{2-12}) m. spin. lumbo-thorac. (D_{2-12}) m. longissimus (D_{2-12}) m. transversus thoracis (D_{3-4}) m. semispinalis dorsi (D_{4-9}) m. obliquus abdom. ext. (D_{5-12}) m. rect. abdom. (D_{5-12}) m. transvers. abdom. $(D_7—L_1)$ m. ilio-cost. lumborum $(D_7—L_1)$ m. obliquus abdom. int. $(D_8—L_1)$ mm. levatores cost. (D_{8-10}) mm. intertransvers. post. (D_{10-12}) m. pyramidalis $(D_{12}—L_1)$ m. quadr. lumb. $(D_{11}—L_2$ oder $L_{1-4})$ m. psoas major et minor $((D_{12}), L_{1-3}, {}_{(4)})$	m. serratus post. (D_{1-4})	D_2 Am Thorax unterhalb der Halsrumpfgrenzlinie (zwischen der II. bis III. Rippe) bis auf den oberen inneren Rand des Oberarms. Hinten, bis zum Dornfortsatz des VII. Hals- resp. I. Brustwirbels D_3 Vorn zwischen der III. und IV. Rippe, hinten unterhalb der spina scapulae D_4 Vorn über die Brustwarze, hint. zum Dornfortsatz d. V. Brustwirbels D_5 Dicht unterhalb der Brustwarze D_6 Vorn durchquert den proc. xyphoideus, hinten etwa oberh. des Dornfortsatzes des VIII. Brustwirbels	nn intercostales ——— n. ilio-hypogastricus $(D_{12}—L_1)$	Bauchreflexe (D_{8-12}) Supraumbilicalreflex (D_{8-9}) Infraumbilicalreflex $(D_{10-12})]$

D_{2-12}			D_7 Entspricht der Spitze des proc. xyphoideus D_8 Vorn, etwa in der Mitte zwischen der Brustwarze und Nabel D_9 Vorn, oberhalb des Nabels; hinten etwa oberhalb des I. Lumbaldorns D_{10} Vorn enstpricht d. Nabel; hinten dem I. bis II. Lumbaldorn D_{11} Vorn unterh. des Nabels D_{12} Vorn unterster Bauchteil, dicht oberhalb der Leistengegend, hinten entspricht die untere Grenze dieser Zone dem V. Lumbaldorn oder etwas tiefer		
L_1	m. cremaster (L_1) Ferner mm. multifidus, spinalis lumbo-thorac., intertransvers., lumb. post., ilio-costalis lumborum	m. transvers. abdom. (D_7—L_1) m. ilio-cost. lumb. (D_7—L_1) m. obl. abdom. int. (D_8—L_1) m. pyramidalis (D_{12}—L_1) m. quadr. lumb. (D_{11}—L_2 oder L_{1-4}) m. psoas maj. et min. ((D_{12}), $L_{1-3,(4)}$)	Oberer Teil des Oberschenkels und wohl auch das unterste Bauchgebiet	n. ilio-hypogastr. (D_{12}—L_1) n. ilio-inguin. (L_{1-2}) n. spermat. ext. (L_{1-2}) n. lumbo-inguin. (L_{1-3}) n. cutan. fem. ext. (L_{1-3}) n. cruralis (L_{1-5})	Cremasterreflex (L_{1-2})
L_2	m. adductor longus (L_{2-3}) m. pectineus (L_{2-3}) m. sartorius (L_{2-3}) m. vast. med. (L_{2-3}) m. adductor brev. (L_{2-4}) m. gracilis (L_{2-4})	m. quadr. lumb. (D_{11}—L_2 oder L_{1-4}) m. psoas maj. et min. ((D_{12}), $L_{1-3,(4)}$)	Fast die ganze vordere Fläche des Oberschenkels	n. ilio-inguinalis (L_{1-2}) n. spermat. ext. (L_{1-2}) n. lumbo-inguin. (L_{1-3}) (n. cutan. ferm. ext. L_{1-3})	Cremasterreflex (L_{1-2}) Patellarreflex (L_{2-4})

Segment	Muskeln		Gefühlsinnervation der Haut	Segmentversorgung der wichtigeren peripher. Spinalnerven	Reflexe
L_2	m. vastus intermed. (L_{2-4}) m. rect. fem. (L_{2-4}) m. iliacus (L_{2-4}) Ferner zu mm. multifidus, intertransvers. post. lumb., longissimus			n. cruralis (L_{1-5}) n. obturatorius (L_{2-4})	
L_3	m. obturat. ext. (L_{3-4}) m. adductor magn. (L_{3-4}) m. vast. later. (L_{3-4}) m. subfemor. (L_{3-4}) Ferner zu mm. multifidus spin., intertransvers. lumb. post.	m. quadr. lumb. $(D_{11}-L_2$ oder $L_{1-4})$ m. psoas maj. et min. $((D_{12}), L_{1-3}, (_4))$ m. adduct. long. (L_{2-3}) m. pectineus (L_{2-3}) m. sartorius (L_{2-3}) m. vast. med. (L_{2-3}) m adductor br. (L_{2-4}) m. gracilis (L_{2-4}) m. vast. intermed. (L_{2-4}) m. rect. fem. (L_{2-4}) m. iliacus (L_{2-4})	Kniegegend	n. lumbo-inguin. (L_{1-3}) n. cutan. ferm. ext. (L_{1-3}) n. cruralis (L_{1-5}) n. obturatorius (L_{2-4}) n. glut. sup. (L_3-S_2) n. glut. inf. (L_3-S_2) n. peroneus (L_3-S_2) n. tibialis (L_3-S_2)	Patellarreflex (L_{2-4})
L_4	m. tibialis ant. $(L_{4,(5)})$ m. tensor. fasc. lat. (L_{4-5}) m. ext. hall. long. $(L_{4-5}, (S_1))$ m. ext. hall. br. $(L_{4-5}, (S_1))$ m. popliteus (L_{4-5}, S_1) m. plantaris (L_{4-5}, S_1) m. semimembran. $(L_{4,5}, S_1)$ m. semitendin. $(L_{4,5}, S_1)$ m. gemellus inf. (L_{4-5}, S_1) m. quadr. fem. (L_{4-5}, S_1) m. ext. digit. br. $(L_{4,5}, S_1)$ m. ext. digit. long. $(L_{4,5}, S_1)$ m. glut. med. (L_{4-5}, S_1)	m. quadr. lumb. $(D_{11}-L_2$ oder $L_{1-4})$ m. psoas maj. et min. $((D_{12}), L_{1-3}, (L_4))$ m. adductor br. (L_{2-4}) m. gracilis (L_{2-4}) m. vast. intermed. (L_{2-4}) m. rectus fem. (L_{2-4}) m. iliacus (L_{2-4}) m. obturat. ext. (L_{3-4}) m. adduct. magn. (L_{3-4}) m. vast. later. (L_{3-4}) m. subfemor. (L_{3-4})	Das innere Gebiet des Unterschenkels vorn und hinten	n. cruralis (L_{1-5}) n. obturatorius (L_{2-4}) n. glut. sup. (L_3-S_2) n. glut. inf. (L_3-S_2) n. peron. (L_3-S_2) n. tibialis (L_3-S_2)	Patellarreflex (L_{2-4}) Glutäalreflex (L_{4-5})

m. glut. minim. (L_{4-5}, S_1) m. gemellus sup. $(L_{(4), 5}, S_{1, (2)})$ m. biceps (cap. br.) $(L_{(4), 5}, S_{1, (2)})$ m. soleus $(L_{(4), 5}, S_{1, (2)})$ m. glut. maxim $(L_{(4), 5}, S_{1, (2)})$ m. gastrocnem. $(L_{(4), 5}, S_{1-2})$ Ferner zu m. multifidus.				
m. peron. long. (L_5, S_1) m. peron. brev. (L_5, S_1) m. peron. tert. $(L_5, (S_1))$ m. flex. digit. br. (L_5, S_1) m. abduct. hall. (L_5, S_1) m. flex. hall. br. (L_5, S_1) mm. lumbric. (prim. et sec.) (L_5, S_1) m. tib. post. $(L_5-S_{1, (2)})$ m. obturat. int. (L_5, S_{1-2}) m. biceps (cap. long.) (L_5, S_{1-2}) m. flexor hall. long. (L_5, S_{1-2}) m. flex. dig. comm. long. (L_5, S_{1-2})	m. tibialis ant. $(L_{4, (5)})$ m. tensor fasc. lat. (L_{4-5}) m. extens. hall. long. $(L_{4-5}, (S_1))$ m. extens. hall. br. $(L_{4-5}, (S_1))$ m. popliteus (L_{4-5}, S_1) m. plantaris (L_{4-5}, S_1) m. semimembran. $(L_{4, 5}, S_1)$ m. semitendin. $(L_{4, 5}, S_1)$ m. gemellus inf. (L_{4-5}, S_1) m. quadr. fem. (L_{4-5}, S_1) m. ext. dig. br. $(L_{4, 5}, S_1)$ m. ext dig. long. $(L_{4, 5}, S_1)$ m. glut. med. (L_{4-5}, S_1) m. glut. minim. (L_{4-5}, S_1) m. gemellus sup. $(L_{(4), 5}, S_{1 (2)})$ m. biceps (cap. br.) $(L_{(4), 5}, S_{1 (2)})$ m. soleus $(L_{(4), 5}, S_{1 (2)})$ m. glut. max. $(L_{(4), 5}, S_{1 (2)})$ m. gastrocnem. $(L_{(4), 5}, S_{1-2})$	Vorn von Dorsum pedis in engem Streifen nach oben, hinten von der Planta pedis ebenfalls in engem Streifen bis zur Mitte der Wade	n. cruralis (L_{1-5}) n. glut. sup. (L_3-S_2) n. glut. inf. (L_3-S_2) n. peron. (L_3-S_2) n. tibialis (L_3-S_3)	Glutäalreflex (L_{4-5}) Achillesreflex (L_5, S_1, S_2)
m. piriformis (S_{1-2}) m. opponens dig. min. (S_{1-2}) m. abductor dig. min. (S_{1-2}) m. inteross. plant. tert. (S_{1-2}) m. inteross. dors. quart. (S_{1-2}) m. lumbric. tert. et quart. (S_{1-2}) m. caro-quadrata Sylvii (S_{1-2}) m. transv. plantae (S_{1-2}) m. adductor hall. (S_{1-2}) m. flexor. hall br. (S_{1-2}) m. inteross. int. (S_{1-2}) m. plant. prim. et sec. (S_{1-2}) m. interrosseus ext. dors. prim., sec. et tert. (S[illegible])	m. ext. hall. long. $(L_{4-5}, (S_1))$ m. ext. hall. br. $(L_{4-5}, (S_1))$ m. popliteus (L_{4-5}, S_1) m. plantaris (L_{4-5}, S_1) m. semimembran. $(L_{4, 5}, S_1)$ m. semitendin. $(L_{4, 5}, S_1)$ m. gemellus inf. (L_{4-5}, S_1) m. quadr. fem. (L_{4-5}, S_1) m. ext. dig. br. $(L_{4, 5}, S_1)$ m. ext. dig. long. $(L_{4, 5}, S_1)$ m. glut. med. (L_{4-5}, S_1) m. glut. minim. (L_{4-5}, S_1) m. gemellus sup. $(L_{(4), 5}, S_{1, (2)})$ m. biceps (cap. br.) [illegible]	Zieht (nach Bolk) in 2 Streifen am Unterschenkel empor, deren einer vom Dorsum pedis hinter der Fibula aufsteigt, während der andere von der Außenfläche der Ferse spiralig über die Wade an den inneren Femurkondyl gelangt	r. glut. sup. (L_3-S_2) r. glut. inf. (L_3-S_2) r. peron. (L_3-S_2) r. tibialis (L_3-S_3) r. cutan. fem. post. (S_{1-3})	Achillesreflex (L_5, S_1, S_2) Plantarreflex (S_{1-2})

Segment	Muskeln		Gefühlsinnervation der Haut	Segmentversorgung der wichtigeren peripher. Spinalnerven	Reflexe
S_1	Ferner zu m. multifidus	m. glut. max. $(L_{(4), 5}, S_{1, (2)})$ m. gastrocnem. $(L_{(4), 5}, S_{1-2})$ m. peron. long. (L_5, S_1) m. peron. br. (L_5, S_1) m. peron. tert. $(L_5, (S_1))$ m. flex. digit. br. (L_5, S_1) m. abduct. hall. (L_5, S_1) m. flex. hall. br. (L_5, S_1) mm. lumbr. (prim. et sec.) (L_5, S_1) m. tib. post. $(L_5, S_{1, (2)})$ m. obturat. int. (L_5, S_{1-2}) m biceps (cap. long.) (L_5, S_{1-2}) m. flex. hall. long. (L_5, S_{1-2}) m. flex. dig. comm. long. (L_5, S_{1-2})			
S_2	Zu m. multifidus	m. gemellus sup. $(L_{(4), 5}, S_{1, (2)})$ m. biceps (cap. br.) $(L_{(4), 5}, S_{1, (2)})$ m. soleus $(L_{(4), 5}, S_{1, (2)})$ m. glut. max. $(L_{(4), 5}, S_{1, (2)})$ m. gastrocnem. $(L_{(4), 5}, S_{1-2})$ m. tib. post. $(L_5, S_{1, (2)})$ m. obturat. int. (L_5, S_{1-2}) m. biceps (cap. long.) (L_5, S_{1-2}) m. flex. hall. long. (L_5, S_{1-2}) m. flex. dig. comm. long. (L_5, S_{1-2}) m. piriformis (S_{1-2}) m. opponens dig. min. (S_{1-2}) m. abd. dig. min. (S_{1-2}) m. inteross. plant. tert. (S_{1-2}) m. inteross. dors. quart. (S_{1-2}) m. lumbric. tert. et quart. (S_{1-2}) m. caro-quadrat. Sylvii (S_{1-2}) m. transvers. plantae (S_{1-2}) m. adductor. hall. (S_{1-2}) m. flex. hall. br. (S_{1-2}) m. inteross. int. (S_{1-2})	Der größte Teil der Hinterfläche des Oberschenkels und das laterale Gebiet der Hinterfläche des Unterschenkels	n. glut. sup. $(L_3—S_2)$ n. glut. inf. $(L_3—S_2)$ n. peroneus $(L_3—S_2)$ n. tibialis $(L_3—S_3)$ (n. cut. fem. post. S_{1-3})	Achillesrefl. (L_5, S_1, S_2) Plantarreflex (S_{1-2}) Ejakulationszentrum (S_{2-3})

S_2		m. plant. prim. et sec. (S_{1-2}) m. inteross. ext. dors. prim., sec. et tert. (S_{1-2})			
S_3	m. transvers. perin. prof. (S_3) m. sphincter urethae (S_3) m. bulbo-cavernosus (S_3) m. transv. perin. superfic. (S_3) m. ischio-cavernosus (S_3) m. levator ani (S_{3-4}) m. sphincter ani ext. (S_{3-4}) m. coccygeus (S_{3-5} + Cocc.)		Großer Abschnitt der Glutäalgegend, auch oberer Teil der Innenfläche des Oberschenkels (oben bis zur Rumpfbeingrenzlinie)	n. tibialis (L_3—S_3) n. cut. fem. post. (S_{1-3}) n. pudendo-haemorrhoid. (S_{3-4})	Ejakulationszentrum (S_{2-3}) Erektionszentrum (S_3) Blasenzentrum (S_{3-4}) Mastdarmzentrum (S_{3-4})
S_4		m. levator ani (S_{3-4}) m. sphincter ani ext. (S_{3-4}) m. coccygeus (S_{3-5} + Cocc.)	Innerer und medialer Abschnitt der Glutäalgegend, innere Partie des Sacrum	n. pudendo-haemorrh. (S_{3-4}) nn. ano-coccygei (S_{4-5})	Blasenzentrum (S_{3-4}) Mastdarmzentrum (S_{3-4})
S_5	m. sacro-coccygeus ant. (S_5) m. sacro-coccygeus post. (S_5)	m. coccygeus (S_{3-5} + Cocc.)	Steißbeingegend	nn. ano coccygei (S_{4-5})	Analreflex (S_5 + Cocc.)

Tabelle der Segmentlokalisation der Muskeln des Stammes und derjenigen der Gliedmaßen im Rückenmark.

A. Muskeln des Stammes.

I. Muskeln der Dorsalseite des Stammes (Rückenmuskeln).

a) Gliedmaßenmuskeln des Rückens:

m. trapezius	C_{2-4}
m. latissimus dorsi	C_{6-8}
m. rhomboideus	C_{4-5}
m. levator scapulae	C_{3-5}

b) Spinokostale Muskeln:

m. serratus post. sup.	D_{1-4}

c) Spinodorsale Muskeln:

m. splenius cap. et cerv.	C_{2-8}?
m. sacrospinalis: (m. ilio-costalis	C_{5-8}, D_{1-12}, L_1
m. longissimus)	C_{1-8}, D_{2-12}, L_{1-2}
mm. intertransversarii ant. et post.	C_{1-8}, D_{10-12}, L_{1-4}
m. spinalis	C_{1-2}, C_{3-5}, D_2—L_1 (?)
m. multifidus	C_2—S_3
mm. rotatores	C_3—L_5
m. rect. cap. major.	C_{1-2}
m. rect. cap. min.	C_1
m. obliquus cap. sup.	C_1
m. obliquus cap. inf.	C_2

II. Muskeln der Ventralseite des Stammes.

a) Muskeln des Kopfes (gehören nicht hierher!).

b) Muskeln des Halses:

vordere Halsmuskeln	Platysma	C_3
	m. sternocleidomastoideus	C_{2-3}
	m. sternohyoideus	C_{1-3}
	m. omohyoideus	C_{1-3}
	m. sternothyreoideus	C_{1-4}
	m. thyreohyoideus	C_{1-2}
hintere Halsmuskeln	m. longus colli	C_{2-8}
	m. longus capitis	C_{1-4}
	m. rect. capitis ant.	C_1
	m. scalenus ant.	C_{4-7}
	m. scalenus medius	C_{2-8}
	m. scalenus posticus	C_{5-8}

c) Muskeln der Brust:

Gliedmaßenmuskeln der Brust	m. pectoralis major: (claviculare Portion)	C_{5-6}
	m. pectoralis minor	C_{7-8}, (D_1)
	m. subclavius	C_{5-6}
	m. serratus ant.	C_{5-7}
Muskeln des Thorax	mm. levatores costarum	C_8—D_{11}
	mm. intercostales	D_{2-11}
	m. transversus thoracis	D_{3-4}
	Diaphragma	C_{3-5}

d) Muskeln der Bauchwand:

vordere Bauchmuskeln	m. rectus abdominis[1])	D_{5-12}
	m. pyramidalis	D_{12}—L_1
	m. obliquus abdominis ext.	D_{5-12}

[1]) Nach Goldstein liegen die Zentren der recti höher als diejenigen der obliqui.

vordere Bauchmuskeln	m. obliquus abdominis inf.	D_8—L_1
	m. transv. abdominis	D_7—L_1
hintere Bauchmuskeln	m. quadratus lumborum	D_{11}—L_2 (oder L_{1-4})
	m. coccygeus	S_{3-5} + Cocc.

B. Muskeln der Gliedmaßen.

I. Muskeln der oberen Extremitäten.

a) Muskeln der Schultern:

m. supraspinatus	C_{4-5}
m. deltoideus	C_{5-6}
m. teres minor	C_5
m. teres major	$C_{(5), 6, (7)}$
m. subscapularis	C_{5-6}

b) Muskeln des Oberarms:

vordere Muskeln des Oberarms	m. biceps brachii	C_{5-6}
	m. coraco-brachialis	C_{6-7}
	m. brachialis internus	C_{5-6}
hintere Muskeln des Oberarms	m. triceps	$C_{6-7, (8)}$
	m. anconaeus quartus	$C_{7, (8)}$

c) Muskeln des Vorderarms:

Muskeln der Beugefläche des Vorderarms	m. pronator teres	C_{6-7}
	m. flexor carpi radialis	C_{6-7}
	m. palmaris longus	$C_{(7), 8}$, (D_1)
	m. flexor carpi ulnaris	$C_{(7), 8}$, D_1
	m. flexor digitorum sublimis	C_{7-8}, D_1
	m. flexor digitorum profundus	C_{7-8}, D_1
	m. flexor pollicis longus	C_{6-7}
	m. pronator quadratus	C_{6-8}, D_1
Muskeln der Streckfläche des Vorderarms	m. supinator longus	$C_{5, 6}$
	m. extensor carpi radialis longus	$C_{(5), 6-7}$
	m. extensor carpi radialis brevis	$C_{(5), 6-7}$
	m. extensor digitorum communis	C_{6-8}
	m. extensor digiti V proprius	$C_{(6), 7-8}$
	m. extensor carpi ulnaris	$C_{(6), 7-8}$
	m. supinator brevis	C_{5-7}
	m. abductor pollicis longus	C_{6-7}
	m. extensor pollicis brevis	C_{6-7}
	m. extensor pollicis longus	$C_{6-7, (8)}$
	m. extensor indicis proprius	C_{6-8}

d) Muskeln der Hand:

Muskeln des Daumenballens	m. abductor pollicis brevis	C_{6-7}
	m. flexor pollicis brevis	C_{6-7}
	m. opponens pollicis	C_{6-7}
	m. adductor pollicis	C_{6-7}
Muskeln des Kleinfingerballens	m. abductor digiti V	C_8, D_1
	m. flexor brevis digiti V	$C_{(7), 8}$, (D_1)
	m. opponens digiti V	$C_{(7), 8}$, (D_1)
Muskeln der Hohlhand	mm. lumbricales	C_{7-8}, (D_1)
	mm. interossei	C_{7-8}, (D_1)

II. Muskeln der unteren Extremitäten.

a) Muskeln der Hüfte:

Muskel	Segment
m. iliopsoas: (m. iliacus	L_{2-4}
m. psoas major)	(D_{12}), L_{1-3}, $_{(4)}$
m. psoas minor	(D_{12}), L_{1-3}, $_{(4)}$
m. glutaeus maximus[1])	$L_{(4), 5}$, $S_{1, (2)}$
m. tensor fasciae latae	L_{4-5}
m. glutaeus medius	L_{4-5}, S_1
m. glutaeus minimus	L_{4-5}, S_1
m. piriformis	S_{1-2}
m. obturator internus[2])	L_5, S_{1-2}
m. quadratus femoris	L_{4-5}, S_1

b) Muskeln des Oberschenkels:

	Muskel	Segment
vordere Muskeln des Oberschenkels	m. sartorius	L_{2-3}
	m. rectus femoris	L_{2-4}
	m. vastus medius	L_{2-3}
	m. vastus internus (medialis)	L_{2-4}
	m. vastus externus (lateralis)	L_{3-4}
mediale Muskeln des Oberschenkels	m. pectineus	L_{2-3}
	m. adductor longus	L_{2-3}
	m. gracilis	L_{2-4}
	m. adductor brevis	L_{2-4}
	m. adductor magnus	L_{3-4}
	m. obturator externus	L_{3-4}
hintere Muskeln des Oberschenkels	m. biceps femoris	$L_{(4), 5}$, S_{1-2}
	m semitendinosus	L_{4-5}, S_1
	m. semimembranosus	L_{4-5}, S_1

c) Muskeln des Unterschenkels:

	Muskel	Segment
vordere Muskeln des Unterschenkels	m. tibialis anticus	$L_{4, (5)}$
	m. extensor digitorum longus	L_{4-5}, S_1
	m. peroneus tertius	L_5, (S_1)
	m. extensor hallucis longus	L_{4-5}, (S_1)
laterale Muskeln des Unterschenkels	m. peronaeus longus	L_5, S_1
	m. peronaeus brevis	L_5, S_1
hintere Muskeln des Unterschenkels	m. gastrocnemius	$L_{(4), 5}$, S_{1-2}
	m. soleus	$L_{(4), 5}$, $S_{1, (2)}$
	m. plantaris	$(L_{4-5}$, $S_1)$
	m. popliteus	L_{4-5}, S_1
	m. tibialis posticus	L_5, $S_{1, (2)}$
	m. flexor digitorum longus	L_5, S_{1-2}
	m. flexor hallucis longus	L_5, S_{1-2}

d) Muskeln des Fußes:

	Muskel	Segment
dorsale Muskeln des Fußes	m. extensor hallucis brevis	L_{4-5}, (S_1)
	m. extensor digitorum brevis	L_{4-5}, S_1
plantare Muskeln des Fußes	m. abductor hallucis	L_5—S_1
	m. flexor brevis hallucis	L_5—S_1
	m. adductor hallucis	S_{1-2}
	m abductor digiti V	S_{1-2}
	m. opponens digiti V	S_{1-2}
	m. flexor digitorum brevis	L_5—S_1
	m. caro quadrata Sylvii	S_{1-2}
	mm. lumbricales	S_{1-2}
	mm. interossei	S_{1-2}

---

[1]) Nach Gierlich erhalten die Glutäalmuskeln, die Kniebeuger und Plantarflexoren keine Bezüge aus L_{2-5}.

[2]) Nach Bruce liegen die Zentren für m. obturat., gemelli und piriformis in S_{1-2}.

Tabelle der Segmentlokalisation der hauptsächlichen peripherischen Rückenmarksnerven.

Segmentlokalisation der hauptsächlichen peripherischen Rückenmarksnerven (nervi spinales)[1].

Plexus cervicalis:

n. occipitalis major . . . . C_2 (auch C_1 und C_3)
n. occipitalis minor . . . . C_{2-3}
n. auricularis magnus . . . . $C_{(2), 3, (4)}$
n. cutaneus colli . . . . C_{2-4}
nn. supraclaviculares . . . . C_{3-4}

Plexus brachialis:

n. subclavius . . . . C_{5-6}
nn. thoracici anteriores . . . . $C_{(5)-8}$, D_1
nn. subscapulares . . . . C_{5-8}
n. axillaris . . . . C_{5-6}
n. suprascapularis . . . . C_{5-6}
n. dorsalis scapulae . . . . $C_{5, (4)}$
n. thoracicus longus . . . . $C_{5-6, (7)}$
n. musculocutaneus . . . . $C_{5-6, (7)}$
n. medianus . . . . C_{5-8}, D_1
n. cutaneus brachii internus major . . . . . . C_8—D_1
n. ulnaris . . . . C_{7-8}, D_1
n. radialis . . . . C_{5-8}, (D_1 — nur motorisch)

Plexus lumbo-sacralis:

n. ilio-hypogastricus . . . . D_{12}, L_1
n. lumbo-inguinalis . . . . $L_{1, (2), 3}$
n. ilio-inguinalis . . . . $L_{1, (2)}$
n. spermaticus externus . . . . L_{1-2}
n. cutaneus femoris externus . . . . $L_{(1), 2, 3}$
n. obturatorius . . . . L_{2-4}
n. cruralis . . . . $L_{(1), 2, 3, 4, (5)}$
n. glutaeus superior . . . . L_{4-5}, S_{1-2}
n. glutaeus inferior . . . . L_{4-5}, S_{1-2}
n. cutaneus femoris posterior . . . . $S_{(1), 2, (3)}$
n. ischiadicus: n. peronaeus . . . . L_{4-5}, S_{1-2}
n. tibialis . . . . L_{4-5}, $S_{1, 2, (3)}$
n. pudendo-haemorrhoidalis . . . . S_{3-4}

---

[1]) Nach Wichmann.

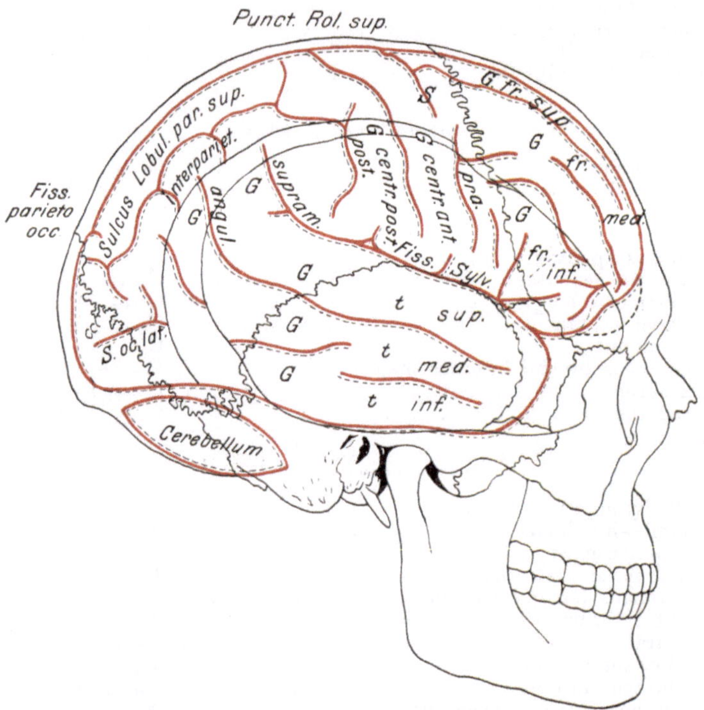

Abb. 7. Skeletotopie des Gehirns.
Topographische Beziehungen zwischen Hirnoberfläche und Schädel (nach Thane).

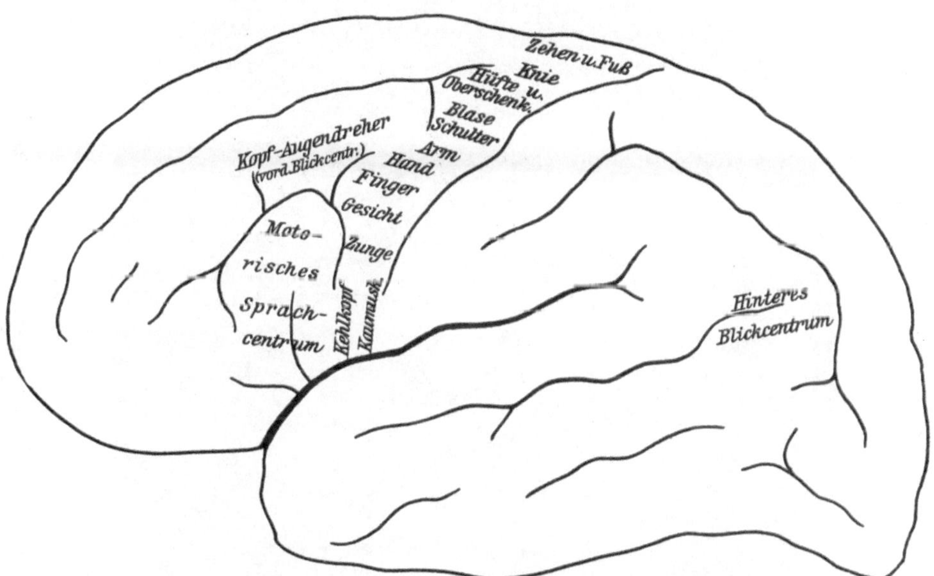

Abb. 8. Motorische Region an der Konvexität des Menschen.

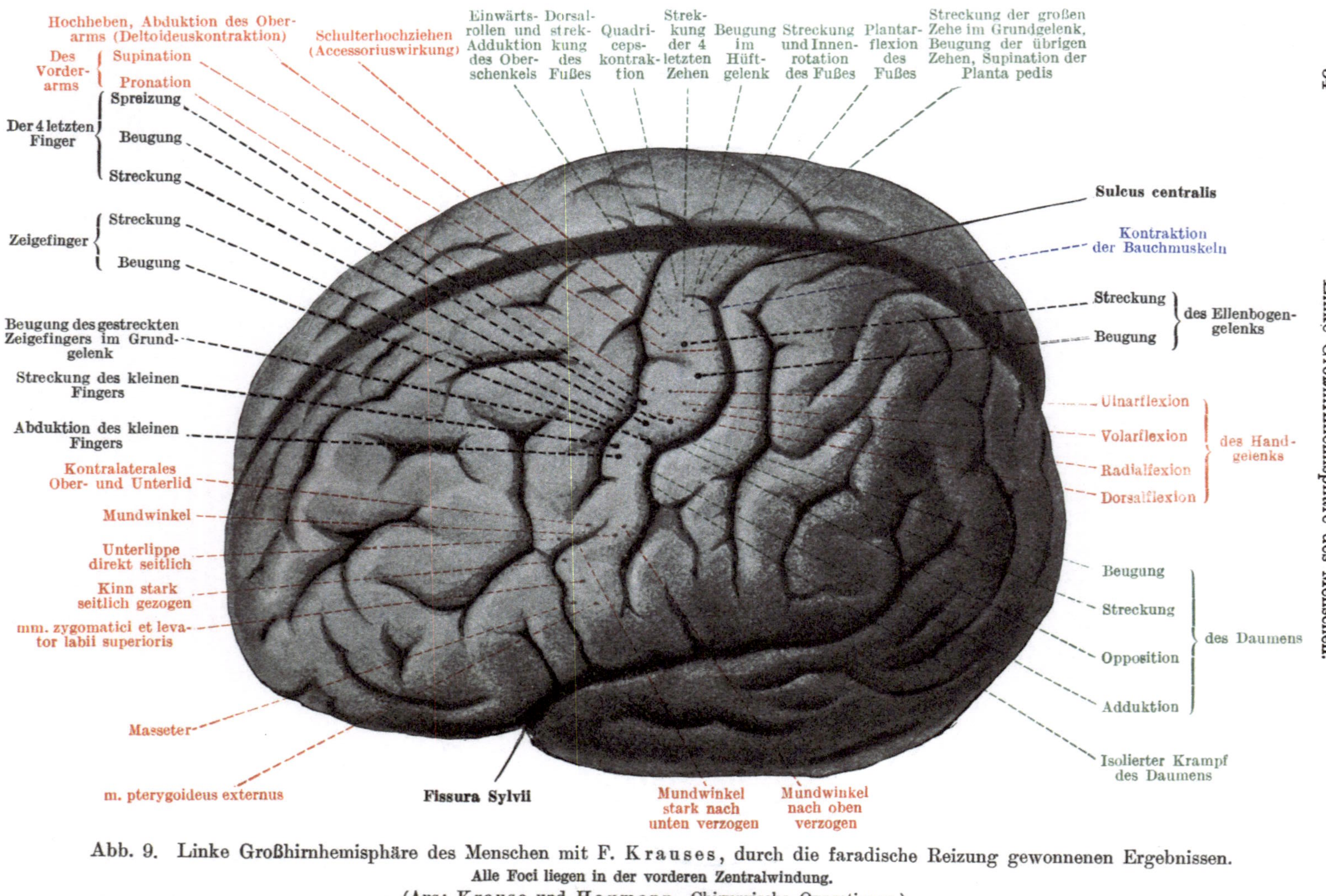

Abb. 9. Linke Großhirnhemisphäre des Menschen mit F. Krauses, durch die faradische Reizung gewonnenen Ergebnissen.
Alle Foci liegen in der vorderen Zentralwindung.
(Aus: Krause und Heymann, Chirurgische Operationen.)

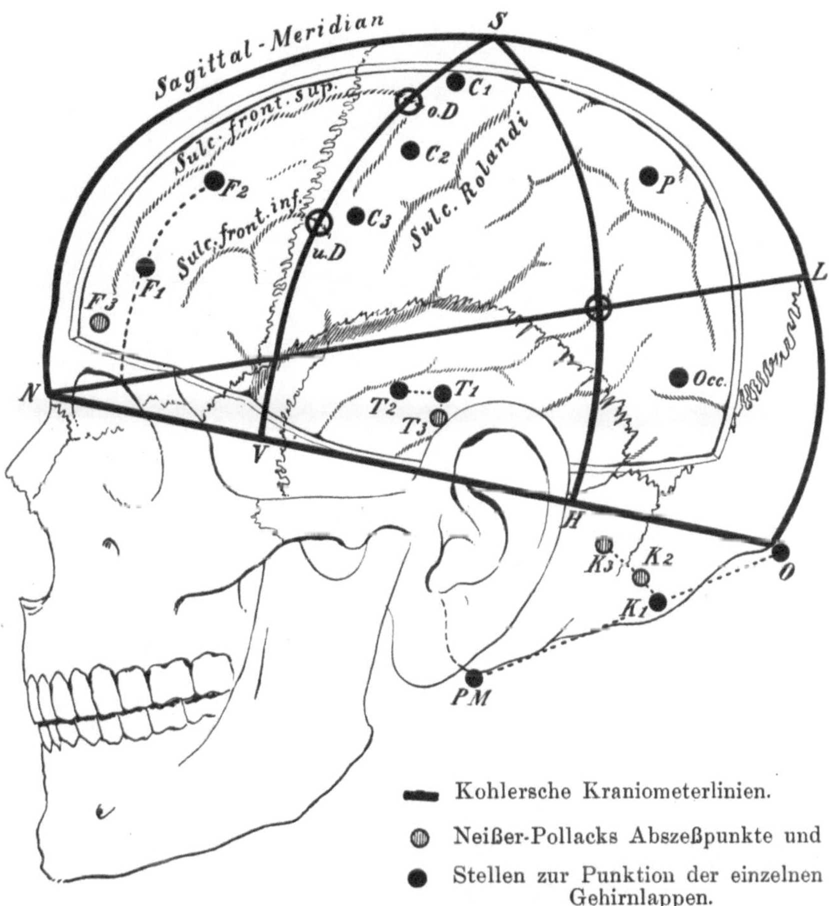

Abb. 10. Hirnpunktionspunkte.
(Nach Neißer und Pollack.)

S = Scheitelpunkt = Mitte zwischen N (Nasen) und O (Protuberantia occipitalis externa).
NVHO = Äquatorial- oder Basallinie.
NSO = Sagittalmeridian.
SV = vorderer Schrägmeridian, Präzentrallinie.
SH = hinterer Schrägmeridian, Linea limitans.
NL = Linea naso-lambdoidea, zwischen SV und SH.
o. D = oberer } Drittelpunkt der Präzentralfurche.
u. D = unterer } Drittelpunkt der Präzentralfurche.
PM = Spitze des Processus mastoideus.

Abb. 10. Hirnpunktionspunkte (Nach Neißer und Pollack).

S = Scheitelpunkt = Mitte zwischen N (Nasion) und O (Protuberantia occipitalis externa).

NVH = Äquatorial- oder Basallinie.

NSO = Sagittalmeridian.

SV = vorderer Scheitelmeridian, Rolandosche Linie.

SH = hinterer Scheitelmeridian, Linea [illegible].

NE = Linea naso-lambdoidea zwischen N und SH.

v. D = vorderer } [illegible]

h. D = hinterer } [illegible]

PM = Punkte des [illegible].